Die hippokratische Schrift »Über die heilige Krankheit«

Herausgegeben, übersetzt und erläutert
von
HERMANN GRENSEMANN

Walter de Gruyter & Co.

Berlin 1968

Gedruckt mit Unterstützung der Deutschen Forschungsgemeinschaft

Redaktion: Gerhard Baader

Archiv-Nr. 33 66 671

Satz und Druck: H. Heenemann KG, Berlin 31.

ZUM GELEIT

Als die Teilnehmer des XX. Internationalen Kongresses für Geschichte der Medizin, der vom 22. bis 27. August 1966 in Berlin abgehalten wurde, die Sonderausstellung „Medizingeschichte in Berlin“ im Institut für Geschichte der Medizin der Freien Universität besichtigten, waren viele überrascht von den zahlreichen Beiträgen, die von Philologen verschiedener Fachrichtungen, nicht selten in enger Zusammenarbeit mit ärztlichen Medizinhistorikern, gerade in Berlin geleistet worden sind. Hierher gehören auch die Arbeiten aus dem von Paul Diepgen begründeten Institut für Geschichte der Medizin und der Naturwissenschaften der Friedrich-Wilhelms-Universität. Daß an dem 1963 an der Freien Universität errichteten neuen Institut für Geschichte der Medizin eine eigene Forschungsabteilung für Alte Medizin entstand, an der eine Gruppe von medizinhistorisch orientierten Philologen tätig ist, bedeutet aber mehr als nur die Fortsetzung einer lokalen Tradition. Nach wie vor besteht ein dringendes Bedürfnis für eine editorische Aufarbeitung des umfangreichen und bisher keineswegs befriedigend erschlossenen Quellenmaterials zur Alten Medizin. Durch eine kontinuierliche und räumlich enge Zusammenarbeit von Spezialisten wird es möglich sein, diese Aufgabe in wirklich zeitgemäßer Form zu bewältigen. Von Anfang an aber bestand für uns kein Zweifel daran, daß über die Gruppenarbeit an einem einzelnen Institut hinaus die Verbindung zu den vielen, an anderen Instituten oder für sich allein arbeitenden, für die Erforschung der Alten Medizin aufgeschlossenen Philologen und Medizinhistorikern gefördert und vertieft werden muß.

Es ist das Verdienst des am 19. Juni 1966 an einem Herzinfarkt verstorbenen Prof. Dr. phil. Konrad Schubring, der seit Gründung unseres Institutes mit seinen großen Erfahrungen und Kenntnissen auf dem Gebiete der griechisch-lateinischen Medizin in unserer Arbeitsgruppe tätig war, daß der Gedanke, ein eigenes Publikationsorgan zu schaffen, schon bald verwirklicht werden konnte. Schubring hat nach Wegen gesucht, wie man den Bedürfnissen der Philologen und der ärztlichen Medizinhistoriker mit einer neuen Schriftenreihe entsprechen könnte, und wir haben uns dann entschlossen, eine in drei Abteilungen gegliederte Institutsreihe herauszugeben, die der Verlag Walter de Gruyter & Co., Berlin, in sein Programm übernommen hat. Der unterschiedlichen fachlichen Ausrichtung der interessierten Philologen entsprechend soll die erste Abteilung unserer „Ars medica“ die Medizin des Alten Orients umfassen; die zweite Abteilung ist der griechisch-lateinischen Medizin vorbehalten, während in der dritten Abteilung die arabische Medizin ihren Niederschlag finden wird. Die wesentlichen Vorarbeiten für den Aufbau der Abteilung „Griechisch-lateinische Medizin" hat Konrad Schubring noch selbst ausgeführt, und es war eigentlich nicht anders denkbar, als daß unter seiner Federführung und mit ihm als Herausgeber, zusammen mit Karl Deichgräber und Hans Diller, mit dem ersten Band dieser Abteilung das Gesamtvorhaben der Öffentlichkeit hätte übergeben werden können. Nach seinem plötzlichen Tod haben die Herren Deichgräber und Diller in Anerkennung der Dringlichkeit des Vorhabens nach Kräften dazu beigetragen, daß in gemeinsamer Arbeit alle Schwierigkeiten und Hindernisse beseitigt werden konnten und wir nun den ersten Band dieser Reihe vorlegen können. Aufrichtiger Dank gebührt aber besonders Dr. Ulrich Fleischer (Hamburg), der mit großer Sachkenntnis und in uneigennütziger Bereitwilligkeit einen erheblichen Teil der redaktionellen Betreuung des vorliegenden Werkes übernommen und unser Institut nach dem Tode von Konrad Schubring sachverständig beraten hat. Die abschließenden redaktionellen Arbeiten haben dann bereits in den Händen von Dr. Gerhard Baader gelegen, der als neuer Mitarbeiter unseres Instituts zugleich die Nachfolge Konrad Schubrings angetreten hat.

Wir halten das Verständnis des Textes, d. h. der darin enthaltenen fachwissenschaftlichen Aussagen, für die wichtigste Voraussetzung bei der Edition medizinischer Texte neben der philologischen Durcharbeitung und der Auswertung der Überlieferung. Es versteht sich daher von selbst, daß die in unserer Reihe entstehenden Ausgaben nicht mehr nur für den Philologen, sondern auch für den Medizinhistoriker und darüber hinaus für interessierte Ärzte vom Inhalt her zugänglich sein sollen. Zu diesem Zwecke muß dem Text grundsätzlich auch eine Übersetzung in eine moderne Weltsprache und ein Kommentar, der Sprachliches wie Sachliches klären soll, beigegeben werden. Durch den weiten Rahmen, den sich unsere „Ars medica" gesteckt hat, u. a. dadurch, daß auch Untersuchungen zu Überlieferungs-, Quellen- und Interpretationsfragen vorgelegt werden sollen, wird sich unsere neue Reihe von anderen vergleichbaren Vorhaben unterscheiden. Im übrigen ist die Größe des Arbeitsgebietes und der das gesamte Vorhaben tragende Leitgedanke der Förderung großräumiger Gruppenarbeit Gewähr genug dafür, daß hier nicht eine Konkurrenz zu bereits vorhandenen Publikationsvorhaben erwächst, insbesondere nicht im Bereich der griechisch-lateinischen Medizin.

Unsere Pläne haben die wohlwollende Unterstützung des Verlages Walter de Gruyter & Co. erfahren. Der Deutschen Forschungsgemeinschaft sei für den uns gewährten Druckkostenzuschuß herzlich gedankt. Wenn nun dieser erste Band dem interessierten Fachkollegen in die Hand gegeben werden kann, so geschieht dies zugleich mit der Bitte um Kritik, Hinweise und Ratschläge und in der Hoffnung, daß unsere Bemühungen um die Beschäftigung mit den Texten der Alten Medizin, mit den Methoden und den fachlichen Voraussetzungen des Philologen unter Mitarbeit der Medizinhistoriker und zum Nutzen ihrer Arbeit, allen Mitforschenden förderlich sein werden.

Heinz Goerke

Berlin, im Mai 1967
Institut für Geschichte der Medizin
der Freien Universität Berlin

HANS DILLER

IN DANKBARKEIT

VORWORT

Diese Ausgabe des hippokratischen Traktates über die Heilige Krankheit ist aus einer Übung hervorgegangen, die der Herausgeber im Sommersemester 1963 am Seminar für Klassische Philologie in Hamburg unter der Leitung von Herrn Prof. Dr. Joseph-Hans Kühn abgehalten hat und in deren Vordergrund die Auseinandersetzung mit der handschriftlichen Überlieferung des Textes stand. Die vielen textkritischen und inhaltlichen Probleme führten dazu, daß im Laufe der Zeit die Beziehungen des Textes zu der Schrift De aeribus aquis locis und zu einigen knidischen Schriften immer mehr die Aufmerksamkeit des Herausgebers auf sich gezogen haben. Die einleitenden Kapitel mögen der Beweis dafür sein.

Die Arbeit wurde dem Herausgeber erheblich dadurch erleichtert, daß ihm als Mitarbeiter am Hippokrates-Lexikon das reiche Material des Thesaurus Linguae Graecae täglich zur Verfügung stand. Von großer Bedeutung war ihm ferner die herzliche Bereitschaft seiner Kollegen zur Diskussion schwieriger Probleme, wodurch die Auseinandersetzung mit dem Stoff wesentlich gefördert und verlebendigt wurde.

Dafür, daß diese Arbeit in die Reihe Ars medica aufgenommen wurde, danke ich dem Direktor des Instituts für Geschichte der Medizin der Freien Universität Berlin, Herrn Prof. Heinz Goerke, sowie dem Verlag Walter de Gruyter & Co. Den Herausgebern der Abteilung für griechisch-lateinische Medizin, den Herren Proff. K. Deichgräber, H. Diller, H. Goerke und K. Schubring †, sowie Herrn Dr. U. Fleischer und Herrn Dr. G. Baader gilt mein Dank für die Aufmerksamkeit, mit der sie das Manuskript gelesen und auf Verbesserungsmöglichkeiten hingewiesen haben, sowie für ihre Hilfe bei der Korrektur der Druckbogen. Meine Frau hat mir tatkräftige Hilfe beim Korrekturenlesen sowie bei der Zusammenstellung des Wörterverzeichnisses geleistet.

Ferner danke ich der Deutschen Forschungsgemeinschaft, die einen Zuschuß zu den Druckkosten gewährt hat.

Ich widme dieses Buch meinem verehrten Lehrer, Professor Dr. Hans Diller, aus Anlaß seines sechzigsten Geburtstages. Wie sehr ich meinem Lehrer zu Dank verpflichtet bin, dafür wird manche der folgenden Seiten Zeugnis ablegen.

Hamburg, Januar 1966 Hermann Grensemann

INHALTSVERZEICHNIS

LITERATURVERZEICHNIS

1. Ausgaben und Übersetzungen von De morbo sacro

CAPELLE, WILHELM: Hippokrates. Fünf auserlesene Schriften. Eingeleitet und neu übertragen. Bibliothek der alten Welt, Zürich 1955, und Fischer-Bücherei 255, Frankfurt/M. u. Hamburg 1959

CORNARIUS, IANUS: Hippocratis libri omnes ad vetustos codices summo studio collati et restaurati, Basileae 1538

DIETZ, FRIDERICUS REINHARDUS: De morbo sacro liber. Recens. novam interpret. Lat. notasque add., Lipsiae 1827

Diller Anfänge = DILLER, HANS: Hippokrates. Schriften. Die Anfänge der abendländischen Medizin. Übersetzt u. mit Einführungen, einem Essay zum Verständnis der Schriften u. einer Bibliographie herausg. Rowohlts Klassiker der Literatur u. der Wissenschaft 108/9, Hamburg 1962

ERMERINS, FRANCISCUS ZACHARIAS: Hippocratis et aliorum medicorum veterum reliquiae I–III. Traiecti ad Rhenum 1864 (M. S. Vol. II 49–76)

FUCHS, ROBERT: Hippokrates. Sämtliche Werke. Ins Deutsche übersetzt u. ausführlich commentiert I–III, München 1895–1900 (M. S. Band II 547–565)

JONES, W. H. S. and E. T. WITHINGTON: Hippocrates with an English Translation I–IV. Loeb Classical Library 147–150, London/Cambridge Mass. 1923–1931 (M. S. Vol. II 128–183)

KAPFERER, RICHARD: Die Werke des Hippokrates. Die hippokratische Schriftensammlung in neuer deutscher Übersetzung I–V, Stuttgart 1933–1940 (M. S. Band I, 5 31–65)

LITTRÉ, ÉMILE: Oeuvres complètes d'Hippocrate. Traduction nouvelle avec le texte grec . . . I–X, Paris 1839–1861 / Amsterdam 1961–1962 (M. S. tome VI 350–397)

MÜRI, WALTER: Der Arzt im Altertum. Griechische u. Lateinische Quellenstücke von Hippokrates bis Galen mit der Übertragung ins Deutsche, München 1962³

REINHOLD, CAROLUS H. TH.: Ἱπποκράτης κομιδῇ, Athen 1864, 89 ff.

v. WILAMOWITZ-MOELLENDORFF, ULRICH: Griechisches Lesebuch I. Text, 2. Halbband, 269–277, Berlin 1926⁶. II. Erläuterungen, 2. Halbband, 168–172, Berlin 1932

WURZ, MICHAEL: Die Hippokratische Schrift „Über die heilige Krankheit" textkritisch u. sprachlich untersucht. Diss. phil. Wien 1953 (mschr.)

2. Untersuchungen und Ausgaben anderer Texte

ALEXANDERSON, BENGT: Die hippokratische Schrift Prognostikon. Überlieferung u. Text. Studia Graeca et Latina Gothoburgensia 17, Stockholm/Göteborg/Uppsala 1963

ALPERS, KLAUS: Theognostos Περὶ ὀρθογραφίας. Überlieferung, Quellen u. Text der Kanones 1–84. Diss. phil. Hamburg 1964 (mschr.)

ALY, WOLF: Formprobleme der frühen griechischen Prosa. Philologus Suppl. 21,3, Leipzig 1929

Anon. Lond.: Diels, Hermann: Anonymi Londinensis ex Aristotelis iatricis . . . eclogae. Supplementum Aristotelicum III 1, Berlin 1893

COHN, LEOPOLD: Erotian RE VI 1, 1907, 544–548

COLONNA, ARISTIDES: Heliodori Aethiopica. Scriptores Graeci et Latini, Romae 1938

DEICHGRÄBER, KARL: Die Epidemien u. das Corpus Hippocraticum. Voruntersuchungen zu einer Geschichte der koischen Ärzteschule. Abh. Preuss. Akad. Wiss. 1933. Phil.-Hist. Klasse Nr. 3, Berlin 1933

Deichgräber Carn. = DEICHGRÄBER, KARL: Über Entstehung u. Aufbau des menschlichen Körpers (Περὶ σαρκῶν), Berlin/Leipzig 1935

Diels Handschriften I = DIELS, HERMANN: Die Handschriften der antiken Ärzte. I. Teil. Hippokrates u. Galenos. Abh. Preuss. Akad. Wiss. 1905. Phil.-Hist. Klasse Nr. 3, Berlin 1905

Diels Handschriften II = DIELS, HERMANN: Erster Nachtrag zu den in den Abhandlungen 1905 u. 1906 veröffentlichten Katalogen: Die Handschriften der antiken Ärzte. I. u. II. Teil. Abh. Preuss. Akad. Wiss. 1907. Phil.-Hist. Klasse Nr. 2, Berlin 1908

DIELS, HERMANN: Doxographi Graeci, Berlin/Leipzig 1929[2]

Diller Überlieferung = DILLER, HANS: Die Überlieferung der hippokratischen Schrift ΠΕΡΙ ΑΕΡΩΝ ΥΔΑΤΩΝ ΤΟΠΩΝ. Philologus Suppl. 23,3, Leipzig 1932

Diller WuA = DILLER, HANS: Wanderarzt u. Aitiologe. Philologus Suppl. 26,3, Leipzig 1934

Diller Hermes = DILLER, HANS: ΟΨΙΣ ΑΔΗΛΩΝ ΤΑ ΦΑΙΝΟΜΕΝΑ. Hermes 67, 1932, 14–42

DILLER, HANS: (Rez.: Deichgräber Carn.) Gnomon 12, 1936, 366–377

Diller Festschrift Kapp = DILLER, HANS: Nochmals: Überlieferung u. Text der Schrift von der Umwelt. Festschrift Ernst Kapp, Hamburg 1958, 31–49

DILLER, HANS: (Rez.: Rivier) Gnomon 36, 1964, 236–244

DILLER, HANS: (Rez.: Alexanderson) Gnomon 36, 1964, 760–768

DRABKIN, ISRAEL E.: Caelius Aurelianus, On Acute and on Chronic Diseases, Chicago 1950

EDELSTEIN, LUDWIG: Περὶ ἀέρων und die Sammlung der hippokratischen Schriften. Problemata 4, Berlin 1931

FLEISCHER, ULRICH: Untersuchungen zu den pseudohippokratischen Schriften ΠΑΡΑΓΓΕΛΙΑΙ, ΠΕΡΙ ΙΗΤΡΟΥ, ΠΕΡΙ ΕΥΣΧΗΜΟΣΥΝΗΣ. Neue Deutsche Forschungen, Abt. Klass. Philologie 10, Berlin 1939

FRÄNKEL, HERMANN: Wege und Formen frühgriechischen Denkens, München 1955

FREDRICH, CARL: Hippokratische Untersuchungen. Philologische Untersuchungen 15, Berlin 1899

GOMPERZ, THEODOR: Die Apologie der Heilkunst, Leipzig 1910[2]

GRENSEMANN, HERMANN: Die hippokratische Schrift Περὶ ὀκταμήνων. De octimestri partu. Diss. phil. Kiel 1960 (mschr.)

GRENSEMANN, HERMANN: Emendationen zu Hippokrates De morbo sacro. Hermes 93, 1965, 490 f.

VAN GRONINGEN, BERNHARD ABRAHAM: La composition littéraire archaïque grecque. Verhand. Nederland. Akad. Afd. Letterkunde, Nieuwe Reeks, Deel XXV Nr. 2, Amsterdam 1960

HEIBERG, JOHANN LUDVIG: Hippocratis Vol. I 1. CMG I 1, Lipsiae/Berolini 1927

HEINIMANN, FELIX: Nomos und Physis. Herkunft u. Bedeutung einer Antithese im griechischen Denken des 5. Jahrhunderts, Basel 1945 / Darmstadt 1965

HÜFFMEIER, FRIEDRICH: Phronesis in den Schriften des Corpus Hippocraticum. Hermes 89, 1961, 51–84

Ilberg Überlieferung = ILBERG, JOHANNES: Zur Überlieferung des hippokratischen Corpus. Rhein. Mus. 42, 1887, 436–461

Ilberg Prolegomena vgl. KÜHLEWEIN

Ilberg Knidos = ILBERG, JOHANNES: Die Ärzteschule von Knidos. Berichte Sächs. Akad. Wiss. Philol.-hist. Klasse 76, 1925, 3. Heft, Leipzig 1925

KIND, FRIEDRICH ERNST: Zu Erotian und Hippokrates. Hermes 72, 1937, 367 f.

KÜHLEWEIN, HUGO: Hippocratis opera quae feruntur omnia I–II, Lipsiae 1894–1902. Prolegomena I. De codicibus manu scriptis. II. De memoria secundaria scripsit I. Ilberg. Vol. I p. IV–LXIV

LESKY, ERNA: Die Zeugungs- und Vererbungslehren der Antike und ihr Nachwirken. Akad. Wiss. u. Lit. Abh. Geistes- u. sozialwiss. Klasse 1950 Nr. 19, Mainz 1950

LIENAU, CAY-DIEDERICH: Die hippokratische Schrift Περὶ ἐπικυήσιος De superfetatione. Ausgabe u. kritische Bemerkungen. Diss. phil. Kiel 1963 (mschr.)

LOBECK, CHRISTIAN AUGUST: Aglaophamus sive de theologiae mysticae Graecorum causis, Regimontii Pr. 1829

LONIE, I. M.: The Cnidian Treatises of the Corpus Hippocraticum. Class. Quart. 59 (15), 1965, 1–30

MICHLER, MARKWART: Die Krüppelleiden in „De morbo sacro" und „De articulis". Sudhoffs Arch. Gesch. Med. Naturw. 45, 1961, 303–328

Müller Heilung: MÜLLER, CARL WERNER: Die Heilung „durch das Gleiche" in den hippokratischen Schriften De morbo sacro und De locis in homine. Sudhoffs Arch. Gesch. Med. Naturw. 49, 1965, 225–249

NACHMANSON, ERNST: Erotianstudien, Uppsala/Leipzig 1917

NACHMANSON, ERNST: Erotiani vocum Hippocraticarum collectio cum fragmentis, Gotoburgi/Upsaliae 1918

PHILIPPSON, R.: Verfasser und Abfassungszeit der sogenannten Hippokratesbriefe. Rhein. Mus. 77, 1928, 293–328

POEPPEL, OTTOKAR: Die hippokratische Schrift Κῳακαὶ προγνώσεις und ihre Überlieferung I–II. Diss. phil. Kiel 1959 (mschr.)

POHLENZ, MAX: Hippokrates und die Begründung der wissenschaftlichen Medizin, Berlin 1938

POLACK, HILDE: Textkritische Untersuchungen zur hippokratischen Schrift Prorrhetikos I. Diss. phil. Hamburg 1954 (mschr.)

PREISER, GERT: Die hippokratischen Schriften De iudicationibus und De diebus iudicatoriis. Ausgaben u. kritische Bemerkungen. Diss. phil. Kiel 1957 (mschr.)

PUTZGER, GUALTHARIUS: Hippocratis quae feruntur epistulae. Gymn.-Progr. Wurzen, Leipzig 1914

REGENBOGEN, OTTO: Symbola Hippocratea. Diss. phil. Berlin 1914

RIVIER, ANDRÉ: Recherches sur la tradition manuscrite du traité hippocratique De morbo sacro, Berne 1962

ROHDE, ERWIN: Psyche, Tübingen 1921[7-8]

ROSCHER, WILHELM HEINRICH: Die hippokratische Schrift von der Siebenzahl, Paderborn 1913

SCHNEIDER, EDUARD: Quaestionum Hippocraticarum specimen. Diss. phil. Bonn 1885

SCHÖNE, HERMANN: Bruchstücke einer neuen Hippokratesvita. Rhein. Mus. 58, 1908, 56–66

SCHÖNE, HERMANN: Verschiedenes. Rhein. Mus. 73, 1924, 137–160

SENN, GUSTAV: Über Herkunft und Stil der Beschreibungen von Experimenten im Corpus Hippocraticum. Sudhoffs Arch. Gesch. Med. 22, 1929, 216–289

THEILER, WILLY: Zur Geschichte der teleologischen Naturbetrachtung bis auf Aristoteles, Zürich 1925

VILBORG, EBBE: Achilles Tatius, Leucippe and Clitophon. Studia Graeca et Latina Gothoburgensia 1, Stockholm 1955

VILLARET, OSKAR: Hippocratis De natura hominis liber ad codicum fidem recensitus. Diss. phil. Berlin 1911

VS = DIELS, HERMANN und KRANZ, WALTHER: Die Fragmente der Vorsokratiker I–III, Zürich/Berlin 1964[11]

WELLMANN, MAX: Die Schrift Περὶ ἱρῆς νούσου des Corpus Hippocraticum. Sudhoffs Arch. Gesch. Med. 22, 1929, 290–312

v. Wilamowitz-Moellendorff, Ulrich: Die hippokratische Schrift Περὶ ἱρῆς νούσου SitzBer. Preuss. Akad. Wiss. 1901, 2–23
v. Wilamowitz-Moellendorff, Ulrich: Euripides, Herakles I–III, Berlin 1895[2] / Darmstadt 1959
Willerding, Ferdinandus: Studia Hippocratica. Diss. phil. Göttingen 1914

3. Grammatiken, Wörterbücher und ähnliches

Bechtel, Friedrich: Die griechischen Dialekte I–III, Berlin 1921–1924
Blass–Debrunner = Blass, Friedrich: Grammatik des neutestamentlichen Griechisch Bearbeitet von Albert Debrunner, Göttingen 1959[10]
Buck, Carl Darling: The Greek Dialects, Chicago 1955
Kühner–Blass–Gerth = Kühner, Raphael, Friedrich Blass und Bernhard Gerth: Ausführliche Grammatik der griechischen Sprache I–II, Hannover 1890–1894
LSJ = Liddell, Henry George – Scott, Robert – Jones, Henry Stuart – McKenzie, Roderick: A Greek-English Lexicon, Oxford 1940[9]
Rüst, Albert: Monographie der Sprache des hippokratischen Traktates Περὶ ἀέρων ὑδάτων τόπων. Diss. phil. Freiburg/Schweiz 1952
Schwyzer Grammatik = Schwyzer, Eduard, Debrunner, Albert und Georgacas, Demetrius J.: Griechische Grammatik I–III. Handb. Altertumswiss. II 1,1–3, München 1950–1953
Schwyzer, Eduard: Dialectorum Graecarum exempla epigraphica potiora, Leipzig 1923 / Hildesheim 1963
Thumb, Albert und Scheerer, Anton: Handbuch der griechischen Dialekte 2. Teil, Heidelberg 1959[2]

EINLEITUNG

A. Zur Stellung von De morbo sacro[1] in der alten Medizin

I. Heilige Krankheit und Epilepsie

Die Schrift über die Heilige Krankheit ist der Ausdruck des immerwährenden Kampfes wissenschaftlich denkender Menschen gegen Aberglauben, Dummheit und freche Scharlatanerie. Sie will, als ein Stück Paideia, den Menschen aufklären und informieren. Der Laie soll angesichts der ihm durch menschliche Vernunft unbezwingbar erscheinenden Krankheit von dem Gefühl der Hilflosigkeit befreit werden, indem er sich auf die immer und überall geltenden Gesetze der Natur besinnt. Diese geistige Haltung hat der kleinen, aber prägnanten Schrift in Antike und Neuzeit immer wieder Bewunderer gewonnen und sie unter der großen Zahl der uns erhaltenen frühen medizinischen Traktate einen erstrangigen Platz einnehmen lassen.

Daß unsere Schrift am Anfang der Bemühungen steht, die unheimlich, weil unerklärlich erscheinende Epilepsie naturwissenschaftlich zu erfassen, d.h. sie in anerkannte medizinische Kategorien einzubeziehen, erkennen wir noch heute an einer terminologischen Schwierigkeit, mit welcher der Autor durch seinen Angriff auf die Bezeichnung „heilige" Krankheit konfrontiert wird. Diesen Namen mußte er naturgemäß vermeiden; er begegnet deshalb nur in der Polemik am Anfang und am Ende der Schrift. Was aber setzt der Verfasser an seine Stelle? Er behilft sich mit Umschreibungen wie „diese Krankheit", „dieses Leiden". Mit Sicherheit aber nennt er sie nicht Epilepsie[2]. Eine ἐπίληψις ist lediglich der einzelne, von Zeit zu Zeit auftretende Anfall, und zwar nicht nur dieser Krankheit. Häufig wird dafür in anderen Texten einfach λῆψις gesagt[3]. Das dazugehörige ἐπίληπτος hat ebensowenig die definitive Bedeutung „epileptisch", es kann mit κατάληπτος ausgetauscht werden. Das bedeutet, daß

[1] Die hippokratischen Schriften werden meist mit den Abkürzungen bezeichnet, die LSJ XXVI f. angeben, De morbo sacro dagegen als M. S. Diese Schrift wird nach Kapitel und Paragraph der vorliegenden Ausgabe zitiert, Aer. (De aere, aquis, locis) sowie Flat. (De flatibus) und VM (De vetere medicina) nach Kapitel sowie Seite u. Zeile bei Heiberg (= Hbg.), die übrigen Schriften des CH nach Band, Seite u. Zeile bei Littré (= Li.).

[2] Pohlenz, Hippokrates 104.

[3] Z. B. Epid. I 2,620,8; Morb. I 6,172,15; Morb. II 7,60,9.18.23 Li.

der Verf. keinen wissenschaftlichen Namen für die Krankheit hat. Auch Termini wie „die Große Krankheit“[4] konnten aus erklärlichen Gründen dieses von ihm selbst geschaffene Vakuum nicht füllen.

Diese sprachliche Lücke erkennen wir am deutlichsten, wenn wir den Satz Kap. 2,4 ff. zu einer oft zitierten Parallele aus Aer. Kap. 14 (69,15 Hbg.) stellen:

M. S.:
εἰ γὰρ ἐκ τοῦ φλεγματώδεος φλεγματώδης καὶ ἐκ χολώδεος χολώδης γίνεται καὶ ἐκ φθινώδεος φθινώδης καὶ ἐκ σπληνώδεος σπληνίας, τί κωλύει, ὅτῳ πατὴρ ἢ μήτηρ εἴχετο τούτῳ τῷ νοσήματι, καὶ τῶν ἐκγόνων ἔχεσθαί τινα;

Aer.:
εἰ οὖν γίνονται ἔκ τε τῶν φαλακρῶν φαλακροὶ καὶ ἐκ γλαυκῶν γλαυκοὶ καὶ ἐκ διεστραμμένων στρεβλοὶ ὡς ἐπὶ τὸ πλῆθος, καὶ περὶ τῆς ἄλλης μορφῆς ὁ αὐτὸς λόγος, τί κωλύει καὶ ἐκ μακροκεφάλου μακροκέφαλον γίνεσθαι[5];

An der nicht zu übersehenden Umständlichkeit des zweiten Teiles des Satzes in M. S. offenbart sich deutlich die terminologische Schwierigkeit: wenn ἐπίληπτος wirklich „epileptisch“ im speziellen Sinne geheißen hätte, so wäre es dem Verf. ein leichtes gewesen, parallel dem Satze in Aer. zu formulieren: τί κωλύει καὶ ἐξ ἐπιλήπτου ἐπίληπτον γίνεσθαι. Daß er es nicht tut, beweist, daß das Wort noch vor seiner terminologischen Verengung steht. Wir dürfen hieraus zunächst die Folgerung ziehen, daß die Schrift älter als alle anderen Texte sein muß, in denen ἐπίληψις als terminus technicus erscheint. Will man jedoch begriffsgeschichtlich den Weg aufzeigen, der von der allgemeinen Bedeutung zur speziellen geführt hat, so wird man allerdings an den Anfang dieses Weges unsere Schrift stellen, in welcher das Wort innerhalb der medizinischen Literatur des 5. Jhs. zum ersten Male in Verbindung mit den Erscheinungen dieser Krankheit verwendet wird.

Durch diese begriffsgeschichtliche Vorbemerkung erhalten wir nun einen wichtigen Hinweis auf die Bedeutung, die dieser Abhandlung offenbar von den medizinisch interessierten Lesern, vor allem den Ärzten, im frühen Altertum beigemessen worden sein muß. Die Schrift dürfte nach ihrem Erscheinen schnell große Verbreitung gefunden haben, und ihr Verf. dürfte eine wichtige Persönlichkeit in seiner Wissenschaft gewesen sein, nicht nur für uns heute.

[4] So für Epilepsie Epid. VI 5,324, 11 Li., dazu Galen CMG V 10, 2,2. 348,13 = XVII B 341 Kühn.

[5] *Wenn nun durchweg aus Kahlköpfigen Kahlköpfige entstehen, aus Blauäugigen Blauäugige und aus Schielenden Schielende und von der übrigen Gestalt dasselbe gilt, warum sollte dann nicht auch aus einem Langköpfigen ein Langkopf entstehen?* Diller, Anfänge 118.

II. Stellung der Schrift im Corpus Hippocraticum

M. S. ist eine der etwa 60 Abhandlungen, die das sogenannte Corpus Hippocraticum = CH bilden. Obwohl in Stil und Inhalt recht abweichend, obwohl teilweise auch zu sehr verschiedenen Zeiten verfaßt, gehen sie doch allesamt unter dem Namen des Hippokrates, was praktisch bedeutet, daß sie anonym überliefert sind. Als Ergebnis der vielfachen Bemühungen, Gruppen zusammengehöriger Schriften zu identifizieren, ist für M. S. die besondere Nähe zu Aer. eine Tatsache. Umstritten dagegen ist die Zugehörigkeit zur koischen Schule; während K. Deichgräber[6] und M. Pohlenz[7] sich für diese Zuordnung ausgesprochen haben, ist nach M. Wellmann[8] M. S., außer von Alkmaion von Kroton, von der „älteren knidischen Schule" beeinflußt. In der folgenden Erörterung soll gezeigt werden, daß diese These offenbar insofern richtig ist, als sie geeignet ist, u. a. Vorläufer literarischer Formen nachzuweisen, die wir in M. S. ausgeprägt finden. Vorher sollen jedoch einige der wichtigsten Gesichtspunkte erörtert werden, die in der Diskussion um Aer. und M. S. zu beachten sind.

1. Das Verhältnis von M. S. zu Aer.

Bei der Lektüre dieser beiden Schriften finden sich Übereinstimmungen im Gebrauch einzelner Wörter[9] und Sätze, ja in der strukturellen Aufgliederung längerer Partien, darüber hinaus aber in theoretischen Voraussetzungen und Postulaten sowie in der religiösen Einstellung von so gedrängter Fülle, daß sich die Frage nach ihrem Verhältnis zueinander gleichsam von selbst ergibt. Positiv, im Sinne der Identität der Verff., hat sich zuerst Wilamowitz[10] ausgesprochen; die Äußerungen von Regenbogen[11], Wellmann[12], Deichgräber[13], Diller[14] (für M. S. und Aer. 1–11) und Pohlenz[15] gehen in die gleiche Richtung. Jedoch hat es auch nach

6 Epidemien 112 ff.
7 Hippokrates passim.
8 304 ff.
9 So stehen z. B. ἐπικαταρρεῖν, καταμίγνυσθαι, νοτώδης (13,3), παράπληκτος (statt παραπληκτικός, παραπληγικός), πολυπληθίη (11,7) nur in M. S. und Aer. Das Hapax σπληνίας (2,4) ist gebildet wie das ebenfalls einmalige κανονίας Aer. 24.77,3. „Imitation" scheint hierfür kaum eine hinreichende Erklärung zu sein, ebensowenig wie bei der Konstruktion von οὐχ οἷόν τε ... ἀλλά mit folgendem Infinitiv (4,2), die sonst nur noch in Aer. begegnet. (Man vergleiche auch den Kommentar an der jeweils bezeichneten Stelle.)
10 16 ff.
11 24 ff.
12 290 ff.
13 Epidemien 122 ff.
14 WuA 94 ff.
15 Hippokrates passim.

Wilamowitz mehrere Stimmen gegen die gleiche Verfasserschaft gegeben, so die von Fredrich[16], Edelstein[17] und Heinimann[18]. Von den Editoren hat Jones im Vorwort zu M. S. (II 131 f.) auf die Unterschiede hingewiesen. Er stellt zwar eine ganze Reihe von Übereinstimmungen zusammen, bemerkt dann aber: *There are also dissimilarities. Airs Waters Places is free from sophistic rhetoric, but the author of The Sacred Disease is not above such artifices as this:* κατὰ μὲν τὴν ἀπορίην αὐτοῖσι τοῦ μὴ γινώσκειν τὸ θεῖον διασῴζεται, κατὰ δὲ τὴν εὐπορίην τοῦ τρόπου τῆς ἰήσιος ᾧ ἰῶνται, ἀπόλλυται (M. S. 1,4). *A. W. P. seems to be dominated by no postulates of philosophy. S. D. is eclectic laying stress now upon air, as the element which makes the brain intelligent, now upon the four traditional "opposites", the wet, the dry, the hot and the cold. Above all, A. W. P. is more dignified, more reserved, and more compact in style.* – Jones neigt dazu, in dem Autor von M. S. einen Schüler des Hippokrates zu sehen, der die Aufgabe hatte, einen Aufsatz über das Thema „Aberglauben und Medizin" zu schreiben. Diese Darstellung von Aer. als der würdigeren, ernsteren Schrift ist nicht zuerst von Jones vorgebracht worden. Ermerins (II xxxiv ff.) hatte sich ähnlich, aber mit noch mehr Entschiedenheit gegen die Identität ausgesprochen: *opusculum de morbo sacro inscriptum profecto Hippocratem non habet auctorem; cui quo minus tribuamus plura vetant. Et primum quidem totum argumentum libelli indignum est summo et ingenioso naturae observatore Graeco; tum argumentandi ratio sophistam prorsus redolet et a mente senis Coi quam alienissima est. Ipsa porro oratio Hippocratis opus non esse ostendit, quin certissima putidissimae imitationis locorum Hippocrateorum e libro de aere, aquis et locis obfert exempla* (XXXVIII 22–27).

Hinter diesen Urteilen erkennt man schließlich noch die Stellungnahme Galens[19], der M. S. zwar nicht gewisse stilistische und inhaltliche Vorzüge absprach, die Schrift aber doch eindeutig in beiderlei Hinsicht gegenüber „Hippokrates" als zweitrangig beurteilte. Das bedeutete aber gleichzeitig eine Abwertung gegenüber Aer., denn diese Abhandlung hielt Galen für echt hippokratisch.

Viele der vorgetragenen Positionen sind recht anfällig. Die höhere Wertschätzung von Aer. scheint auf einem Vorurteil zu beruhen, oder doch wenigstens auf einer sehr einseitigen Beurteilung beider Schriften. Es mag hierbei eine Rolle spielen, daß Aer. umfassende Gesichtspunkte, gleichsam Prinzipien der Medizin gibt und damit eine Grundlegung der medizinischen Wissenschaft, jedenfalls in Fragen der Aitiologie, darstellen kann, während das Thema von M. S. die Untersuchung auf ein einzelnes Problem hin orientiert. Wir werden aber noch sehen, daß beide

16 32 Anm. 2.
17 181 Anm. 1.
18 181 ff.
19 Vgl. Littré 1,354; s. auch S. 48.

Schriften auf derselben Stufe wissenschaftlicher Reflexion stehen (u. S. 14).

Daß im ersten Kapitel von M. S. der Ausdruck hier und da gesucht erscheint[20], muß wohl eingeräumt werden; man sollte das aber nicht als leere Wortspielerei interpretieren, da man dann den wissenschaftlichen und religiösen Ernst gerade des ersten Kapitels mißverstehen würde. Im übrigen ist nach Heinimann (197) auch Aer. Kap. 22 (Polemik gegen die göttliche Herkunft der Eunuchie bei den Skythen) nicht ohne eine sophistische Pointe. Allerdings will Heinimann dieses Kapitel athetieren, weil hierbei ein Interpolator die Schrift M. S. benutzt habe, während im übrigen M. S. jünger sei als das ursprüngliche Aer. Andererseits läßt sich nach Heinimann immer dort, wo die Verfasser über gleiche Fragen, wie die der Epilepsie, sprechen, die Verschiedenheit ihrer Ansichten beobachten. Hieran scheint mir die Problematik der These, beide Schriften seien das Werk verschiedener Verfasser, recht deutlich zu werden: Unterschiede werden als Widersprüche gedeutet, Übereinstimmungen als Imitationen oder nachträgliche Interpolationen.

Mir scheint dagegen, daß eine Argumentation, die von der Identität der Verff. ausgeht, mehr Überzeugungskraft hat, weil sie geschlossener und kohärenter ist. Unter diesem Gesichtspunkt sollen im folgenden noch einmal solche Stellen besprochen werden, die besonders als Argumente für die Einheitlichkeit geeignet zu sein scheinen, die aber von den Gegnern dieser Auffassung für ihre These vorgebracht wurden[21].

Es seien deshalb die Kapitel 3–6 aus Aer. kurz referiert. Im dritten Kapitel wird zuerst die Lage der Stadt zu den Winden (es sind warme) und zur Sonne (nach Süden zwischen winterlichem Aufgang und Untergang) notiert. Hier weht kein reinigender Nordwind, die Luft ist deshalb feucht, im Sommer warm, im Winter kalt. Dem entspricht der Zustand der Menschen: Ihre Köpfe sind feucht und voll Phlegma; dieses fließt herunter und bringt den Leib in Unordnung. Unter diesen meteorologischen Voraussetzungen gibt es mehrere ortsspezifische Krankheiten: Frauen, schon von Natur aus von feuchter Konstitution, sind entweder steril, oder sie abortieren leicht. Kinder leiden an Asthma, Krämpfen und Epilepsie; Männer an Durchfall, Hämorrhoiden usw. Ältere Menschen über 50 Jahre erleiden Schlaganfälle.

Davon stimmt m. E. folgendes mit M. S. überein: die Ursachenkette feuchtes Klima bei Südlage – feuchte Konstitution, besonders der Köpfe – Phlegmaflüsse aus dem Kopf – verschiedene Krankheiten: Aborte bei den Frauen, Durchfall bei Männern, Schlaganfälle bei den älteren Menschen erinnert unmittelbar an M. S., wo das überaus feuchte Gehirn des

20 Siehe oben S. 8 den aus Jones zitierten Satz. Dazu Heinimann 205. Man beachte auch den Ausdruck 1,20 δόξα καὶ δεξιότης.

21 Die übrigen Stellen sind mit Hilfe des Stellenregisters (S. 108 ff.) leicht im Kommentar aufzufinden.

Phlegmakranken unter dem Einfluß des feuchten Südwindes zum Überfließen gebracht wird (Kap. 13). Je nachdem, wohin das Phlegma fließt, bewirkt es (in jugendlichem Alter) Schwindsucht, Durchfall oder Epilepsie (Kap. 6/7). Die Gefährlichkeit ist gestaffelt nach Altersgruppen: Kinder/Männer/alte Menschen, wobei erstere besonders von Epilepsie befallen werden, letztere von Schlaganfällen, während Männer im besten Alter zumeist von beiden verschont bleiben (Kap. 8–10,1). Alle diese Leiden sind als Phlegmakrankheiten gedacht, der Ausgangspunkt ist das Gehirn, das auf den Feuchtigkeitsgehalt der umgebenden Luft reagiert. Für eine ganze Gruppe von Krankheiten gibt es demnach einen einheitlichen Grund: das Phlegma. Modifizierungen ergeben sich nach Richtung des Flusses und Alter des Patienten.

Einen im wahren Sinne des Wortes polaren Gegensatz bezeichnet das 4. Kapitel von Aer. Es beschreibt die Lage der Städte nach Norden, besser: zu den kalten Winden zwischen dem sommerlichen Untergang der Sonne und ihrem sommerlichen Aufgang. Hier herrscht Trockenheit vor, und es treten all diejenigen Krankheiten auf, die unter dem Einfluß der Galle entstehen, die sogenannten ὀξεῖαι νοῦσοι. Daß auch M. S. grundsätzlich zwei Körpersäfte für die Krankheiten verantwortlich macht, scheint mir aus Kap. 15,1 hervorzugehen, wo die allgemeine Feuchtigkeit des Körpers (ὑγρότης) in die beiden Untergruppen Phlegma und Galle aufgeteilt wird.

Mehrfach kann man feststellen[22], daß der Verf. sowohl von M. S. wie von Aer. auf der Grundlage denkt, die Alkmaion von Kroton mit der Lehre des Gegensatzes und des Ausgleiches in die Medizin eingeführt hat. Dieses Denken führt in Aer. Kap. 5 dazu, die Lage zwischen dem winterlichen und sommerlichen Aufgang der Sonne (also die nach Osten) im Sinne einer mittleren Lage als die gesündeste überhaupt zu definieren. Der Gegensatz von kalt und warm ist aufgehoben, ebenso der von trocken und feucht. Es fehlt der erste Faktor in der Reihe der Ursachen, die das körperliche Gleichgewicht in Unordnung bringen könnten: Die Menschen sind deshalb gesund. Wiederum in scharfem Gegensatz dazu ist das 6. Kapitel komponiert. Es beschreibt die Lage nach Sonnenuntergang. Sie ist die schlechteste von allen. Hier nun treten alle Krankheiten auf, weil die Umweltfaktoren sowohl für Phlegma- wie für Gallekrankheiten günstig sind.

Es begegneten in den bisher behandelten Kapiteln Übereinstimmungen in folgenden Punkten: Hervorhebung meteorologischer Fakten; Einteilung der Krankheiten in zwei Gruppen (Phlegma- und Galleleiden); Zuweisung des Kopfes bzw. Gehirns als Sitz des Phlegmas. Dazu gehört die Lehre von den Flüssen. Ausschlaggebend für die Flüsse sind die Umweltbedingungen. Einteilung der Patienten nach Altersgruppen. Norm

22 Vgl. S. 27. 96.

für die Beurteilung des Gesunden und des Kranken ist die Lehre Alkmaions: Das Gesunde ist die Aufhebung der Extreme, Krankheit ist das Vorherrschen von extremen Verhältnissen (S. 27).

Nun hat gerade mit Berufung auf Aer. Kap. 3 Heinimann (S. 181 ff.) die Identität der Verff. verneint. Danach würden bereits die Unterschiede, die sich allein durch die Interpretation von Aer. 3 und M. S. ergeben, genügen, um einen Gedanken an die gleiche Verfasserschaft auszuschließen. Ich möchte aber doch meinen, daß die Interpretation Heinimanns auf Mißverständnissen beruht. Er sieht als entscheidend die verschiedene Beurteilung der „Flüsse" an: In M. S. *„sind sie eine Erscheinungsform der heiligen Krankheit . . ., in Aer. gehören sie zu den vielen Leiden, die von der Ortslage oder dem Klima hervorgerufen werden"*[22a]. An diesem Satz ist u. a. falsch, daß in M. S. die Flüsse zu den Erscheinungsformen der Heiligen Krankheit gehören; richtig ist das genaue Gegenteil: Im Kampf gegen die magische Auffassung ordnet der Verf. die Epilepsie denjenigen Krankheiten zu, die durch Phlegmaflüsse entstehen. Es ist also nicht richtig, wenn man die Flüsse vom Gehirn zu Herz, Lunge und Bauchhöhle als Abarten der Epilepsie auffaßt (Heinimann 190). All dies sind Krankheiten, die auf Phlegma zurückgehen. Es besteht hier wie dort dieselbe Meinung über die Epilepsie: Sie ist eine Abart der Krankheiten, die durch Phlegmaflüsse entstehen[23].

Einen weiteren bezeichnenden Unterschied sieht Heinimann in der Begründung der Schlagflüsse bei alten Leuten. Er zitiert deshalb folgenden Satz aus Aer. 10: *Wenn während des warmen Winters, der unter der Wirkung des Südwindes steht, der Körper und die Adern sich nicht konsolidieren, wird das Gehirn beim Herankommen des rauhen, kalten, unter dem Einfluß des Nordwindes stehenden Frühlings zu einem Zeitpunkt, wo es zugleich mit dem Frühling sich lösen müßte, fest und zieht sich zusammen, und dann treten, wenn plötzlich der Sommer und die Hitze und damit ein Umschwung kommt, diese Krankheiten auf*[24]. Während hier der Schlaganfall mit dem Wechsel der Jahreszeiten begründet wird und in den Sommer fällt, wird in M. S. Kap. 10,7/8 dargelegt, daß sich bei den Alten Schlagflüsse vor allem im Winter ereignen, wenn sie aus der häuslichen Wärme in die Kälte hinaustreten, oder auch im Frühling, wenn sie plötzlich in die Sonne geraten. Nehmen wir einmal an, dieser offenbare Unterschied wäre so zu deuten, daß an eine Identität der Verff. nicht zu denken wäre, wie müßte man dann das Verhältnis von Aer. 10 zu Aer. 3 beurteilen? Dort werden nämlich Schlagflüsse folgendermaßen beurteilt: καὶ ὁκόταν τὰ πεντήκοντα ἔτεα ὑπερβάλωσι, κατάρροοι ἐπιγενόμενοι ἐκ τοῦ ἐγκεφάλου παραπληκτικοὺς ποιέουσι τοὺς ἀνθρώπους, ὁκόταν ἐξαίφνης

22a 191.

23 Ich kann auch nicht die Meinung akzeptieren, daß die in Aer. 3 aufgeführten Krankheiten wie Durchfall und Epilepsie nicht auf Flüsse zurückgingen.

24 Diller Anfänge 114 f. Griech. Text 65,32 Hbg.

ἡλιωθέωσι τὴν κεφαλὴν ἢ ῥιγώσωσι (3.57,33–58,3). *Wenn sie das Alter von fünfzig Jahren überschritten haben, so machen Flüsse, die aus dem Gehirn kommen, die Menschen schlagflüssig, wenn ihr Kopf plötzlich der Sonne ausgesetzt oder kalt wird*[25]. Hier sind zweifellos kurzfristige Wechsel die Ursache, nicht solche, die sich über mehrere Jahreszeiten erstrecken. Der Satz ist offenbar ganz im Sinne von M. S. 10,8 zu verstehen. Dieses Beispiel scheint mir besonders geeignet zu sein, davor zu warnen, Unterschiede a priori dazu zu verwenden, die Identität auszuschließen. Entscheidend ist hier, ob das aitiologische Schema einheitlich ist. Das ist der Fall. In Aer. leiden die Menschen nach dem feuchten Winter und dem kalten Frühling, der keine Katharsis zuließ, an zuviel Feuchtigkeit des Kopfes, die dann im Sommer unter dem Einfluß der Wärme mit vermehrter Gefährlichkeit in Aktion tritt. Das ist durchaus vergleichbar mit der Wirkung des warmen Südwindes, der die Feuchtigkeit im Gehirn des Phlegmakranken überfließen läßt. Auch der von Heinimann (189) betonte Unterschied, daß in Aer. von Reinigung des Gehirns im Frühling, in M. S. 5,7 aber kurz nach der Geburt gesprochen werde, ist in Wahrheit eine Übereinstimmung. Der verbindende einheitliche Gedanke ist der, daß ein unter Umständen zu feucht gewordenes Gehirn einen gefährlichen Fluß hervorrufen muß, wenn nicht vorher zur rechten Zeit eine Katharsis stattfinden sollte.

M. S. Kap. 5 und Aer. Kapp. 10 und 24

Im Anschluß an M. S. Kap. 5 und Aer. Kapp. 10 und 24 lassen sich nun gerade aus diesen Kapiteln, wie mir scheint, eindrucksvolle Beispiele für Übereinstimmungen inhaltlicher und vor allem struktureller Art[26] mit Aer. anführen.

Es ist bereits gesagt worden[27], daß Aer. 10.64,30–65,3 Hbg. (Prognose der Jahreszeiten und ihres Einflusses auf die Gesundheit) in engster inhaltlicher und sprachlicher Verbindung zu M. S. 5,3 stehen. Es heißt dort: (5,2 ff.): καθαίρεται γὰρ καὶ ἀνθεῖ ὥσπερ τὰ ἄλλα μέρεα πρὶν ἢ γενέσθαι καὶ ὁ ἐγκέφαλος. ἐν ταύτῃ δὲ τῇ καθάρσει, ἢν μὲν καλῶς καὶ μετρίως καθαρθῇ καὶ μήτε πλέον μήτ' ἔλασσον τοῦ δέοντος ἀπορρυῇ, οὕτως ὑγιηροτάτην τὴν κεφαλὴν ἔχει.

Dazu Aer. 10.64,30–65,3 Hbg.: ἢν μὲν γὰρ κατὰ λόγον γένηται τὰ σημεῖα ἐπὶ τοῖς ἄστροισι δύνουσί τε καὶ ἐπιτέλλουσιν, ἔν τε τῷ μετοπώρῳ ὕδατα γένηται, καὶ ὁ χειμὼν μέτριος καὶ μήτε λίην εὔδιος μήτε ὑπερ-

25 Diller Anfänge 106.
26 Vgl. zum Aufbau des Kapitels S. 94.
27 Diller WuA 94.

βάλλων τὸν καιρὸν τῷ ψύχει, ἔν τε τῷ ἦρι ὕδατα γένηται ὡραῖα καὶ ἐν τῷ θέρει, οὕτω τὸ ἔτος ὑγιεινότατον εἰκὸς εἶναι. *Wenn die Zeichen beim Auf- und Untergang der Gestirne normal sind, wenn es im Herbst regnet, wenn der Winter gemäßigt und weder allzu mild noch von übermäßiger Kälte ist und wenn es im Frühling und im Sommer zur rechten Zeit regnet, dann wird das Jahr wahrscheinlich sehr gesund*[28].

Die Vorstellung, wonach das rechte Maß Gesundheit garantiere, das Verfehlen des Maßes aber Krankheit bedinge, ist wenigstens seit Alkmaion von Kroton (S. 27 ff.) ein fester Bestandteil der medizinischen Wissenschaft. Zweifellos genügt deshalb das Vorkommen dieses Gedankens in verschiedenen Schriften nicht, ein Argument für die Identität der Verfasser zu liefern. Es müssen weitere hinzukommen. In der Tat trifft das für den weiteren Gedankenablauf zu.

In Aer. folgen auf die idealen Bedingungen die ungünstigen Fälle, die allesamt Krankheit erzeugen (10.65,4–14 Hbg.). Jedoch ist unter gewissen Bedingungen eine Wende zum Besseren möglich (10.65,14–16 Hbg.): καὶ (!) ἢν μὲν ἐπὶ κυνὸς ἐπιτολῇ ὕδωρ ἐπιγένηται καὶ χειμών, καὶ οἱ ἐτησίαι πνεύσωσιν, ἐλπὶς παύσασθαι καὶ τὸ μετόπωρον ὑγιηρὸν γενέσθαι. *Wenn dann beim Aufgang des Hundssterns (Sirius) Regen und Sturm aufkommt und die Etesien wehen, ist Hoffnung, daß die Krankheiten aufhören und der Herbst gesund wird*[29]. Dem entspricht zunächst M. S. 5,4–6, wo die ungünstigsten Fälle aufgezählt werden. Nach Par. 7 jedoch ist eine Wende zum Besseren möglich: καὶ (!) οἷσι μὲν παιδίοις ἐοῦσιν ἐξανθεῖ ... ταῦτα μὲν ῥήϊστα διάγει προϊούσης τῆς ἡλικίης.

Treten diese Bedingungen nicht ein, so kommt es (in Aer. 10.65,16) zu Todesfällen, oder (in M. S. 5,9) zur Phlegmakrankheit. Daß diese Übereinstimmung nicht zufällig ist, geht daraus hervor, daß Aer. im folgenden dasselbe Schema noch zweimal verwendet. So gleich im anschließenden Teil des 10. Kapitels: 65,19–66,4 Hbg. ungünstige Fälle der jahreszeitlich bedingten Wetterfolge. 10.66,4–7 Hbg. bringt einen günstigen Faktor, der die aus den vorhergehenden Daten abzuleitende ungünstige Prognose abzumildern vermag: καὶ ὁκόσαι μὲν τῶν πόλεων κέονταί τε καλῶς τοῦ ἡλίου καὶ τῶν πνευμάτων ὕδασί τε χρῶνται ἀγαθοῖσιν, αὗται μὲν ἧσσον αἰσθάνονται τῶν τοιούτων μεταβολέων. *Und alle Städte, die günstig zur Sonne und zu den Winden liegen und gutes Wasser haben, reagieren weniger auf derartige Veränderungen.*

Ist dieser Faktor nicht vorhanden, so ist mit Krankheiten zu rechnen. Doch können diese wiederum durch einen vorteilhaften Verlauf des Sommers wenigstens abgekürzt werden (66,8): κἢν μὲν τὸ θέρος αὐχμηρὸν γένηται, θᾶσσον παύονται αἱ νοῦσοι, ἢν δὲ ἔπομβρον, πολυχρόνιοι γίνονται.

[28] Diller Anfänge 113 f.
[29] Diller Anfänge 114.

Wenn der Sommer dann trocken ist, hören die Krankheiten schneller auf, wenn aber regnerisch, dauern sie länger . . .[30]

Dieselbe Struktur zeigt ferner der Anfang von Aer. Kap. 24. 76,28–32 Hbg. wird zunächst der relativ günstige Fall geschildert. *Bei denen, die ein gebirgiges, rauhes, hochgelegenes und gut bewässertes Land bewohnen, und wo große Unterschiede im Wechsel der Jahreszeiten bestehen, sind die Gestalten natürlich groß und zum Bestehen von Mühsal und Gefahr gut veranlagt, und Wildheit und Rohheit sind solchen Naturen nicht zum wenigsten eigen*[31].

Darauf folgen die ungünstigen landschaftlichen Bedingungen, mit entsprechenden Konsequenzen für die Konstitution (24.76,32–77,7 Hbg.): tiefgelegenes, stickiges Wiesenland, mit kleinem Menschenschlag von trägem Wesen. In dieser Region ist zuviel Feuchtigkeit. Jedoch ist auch hier eine Wende zum Besseren möglich (77,7): *Und wenn* (καὶ εἰ!) *Flüsse in dem Land sind, die das stehende und das Regenwasser ableiten, so werden diese Menschen gesund sein und ein klares Aussehen haben* (οὗτοι ἂν ὑγιηροί τε εἴησαν καὶ λαμπροί 77,8). Ist das nicht so, dann werden die Menschen krank sein.

Die Gegner der Identitätstheorie werden den Nachweis des besagten Schemas in einer dritten Schrift (vgl. S. 18 ff.) vermutlich so deuten, daß dadurch den aus Aer. und M. S. zitierten Beispielen die Beweiskraft genommen werde. Demgegenüber muß allerdings berücksichtigt werden, daß die besondere Enge des Verhältnisses von M. S. und Aer. dadurch keineswegs beseitigt wird, wozu abschließend noch ein weiteres stilistisches Beispiel vorgelegt werden soll (M. S. 5,9 und Aer. 6.59,26 ff.). Der Satz in Aer. ist niedergeschrieben worden zu Anfang der Schilderung der schlechtesten geographischen Lage überhaupt, der nach Westen, nachdem zuvor im 5. Kapitel die sehr günstige Lage nach Osten, davor in Kapitel 4 und 3 die ungünstigen Lagen nach Norden und Süden beschrieben worden waren. Beide Sätze sind also darin vergleichbar, daß sie als eine Anhäufung negativer Bedingungen am Ende eines größeren Gedankenkomplexes stehen, was dazu beigetragen haben mag, daß der eine Satz

30 In den zuvor besprochenen Partien gehören die zu berücksichtigenden Faktoren jeweils einer einzigen Kategorie an: M. S. 5 spricht von den verschiedenen Formen der Reinigung des Gehirns, die nacheinander auftreten können, Aer. 10 behandelt in seinem ersten Teil die Einflußnahme des Wetters auf die Gesundheit. Dem entspricht hier (66,8), daß der günstige Verlauf des Sommers als mildernder Faktor eingeführt wird. Jedoch führt der Verf. in dieser Partie (66,4) eine weitere Kategorie in die Berechnung ein: die günstige geographische Lage. Der Arzt hat damit auf die sukzessive Wirkung gleichartiger Faktoren sowie die gleichzeitige Wirkung verschiedenartiger Kräfte zu achten; das σῶμα, auf das sie wirken, ist seinerseits keine unveränderliche Größe, sondern nach Geschlecht, Alter und Konstitution abzuschätzen. Die besprochenen Partien zeigen in der Differenzierung der Faktoren einen hohen Grad von Reflexion.

31 Diller Anfänge 126.

zum Modell für den anderen werden konnte[32]. Hier die Gegenüberstellung, aus der die vollkommene Kongruenz zu ersehen ist:

Aer.:	M. S.:
ὁκόσαι δὲ πρὸς τὰς δύσιας κεῖνται | καὶ αὐτῇσίν ἐστι σκέπη τῶν πνευμάτων τῶν ἀπὸ τῆς ἠοῦς πνεόντων | τά τε θερμὰ πνεύματα παραρρεῖ καὶ τὰ {ψυχρὰ} ἀπὸ τῶν ἄρκτων, || ἀνάγκη ταύτας τὰς πόλιας θέσιν κεῖσθαι νοσερωτάτην[33].	ὅσα δὲ καθαρά τέ ἐστι | καὶ μήτε ἕλκος μηδὲν μήτε μύξα μήτε σίαλον αὐτοῖς προέρχεται | μήτ' ἐν τῇσι μήτρῃσι πεποίηται τὴν κάθαρσιν, || τούτοισι δὲ ἐπικίνδυνόν ἐστιν ἁλίσκεσθαι ὑπὸ ταύτης τῆς νούσου.

In den behandelten Partien aus M. S. Kap. 5 sowie Aer. Kapp. 10 und 24 beziehen sich die Parallelen nicht nur auf die Struktur, sondern, wie man leicht einsehen wird, teilweise auch auf den Inhalt. Das Beispiel, wonach die in der allzu großen Feuchtigkeit des Wiesenlandes bestehende Gefahr durch ableitende Flüsse aufgehoben werden kann, stellt sich zu M. S.: Die Feuchtigkeit des Gehirns kann nach der Geburt durch eine Katharsis abgeleitet werden. Der Satz, daß alte Menschen im Sommer vom Schlag getroffen werden, wenn im Frühling keine Reinigung eintritt, gehört ebenfalls hierher. Der tragende Gedanke ist der, daß im Sinne der Alkmaionischen Lehre (S. 27) von dem Ausgleich als dem Gesunden und dem Vorherrschen der Gegensätze als dem Krankhaften eine nach den Extremen hin orientierte körperliche Verfassung oder

32 Dabei ist die Formulierung in Aer. vorbereitet durch die ähnlichen Einleitungssätze von Kap. 3 und 4: ἥτις μὲν πόλις πρὸς τὰ πνεύματα κεῖται τὰ θερμὰ (ταῦτα δ' ἔσται μεταξὺ τῆς τε χειμερινῆς ἀνατολῆς τοῦ ἡλίου καὶ τῶν δυσμέων τῶν χειμερινῶν) | καὶ αὐτῇ ταῦτα τὰ πνεύματά ἐστι ξύννομα, | τῶν δὲ ἀπὸ τῶν ἄρκτων πνευμάτων σκέπη, || ἐν ταύτῃ τῇ πόλει τά τε ὕδατα πολλὰ καὶ ὑφαλυκὰ ἀνάγκη εἶναι κτλ. (57,12 ff. Hbg.) *Wenn eine Stadt in der Richtung auf die warmen Winde zu liegt – d. h. zwischen dem winterlichen Sonnenauf- und -untergang – und in ihr diese Winde alltäglich sind, sie aber vor den Winden von Norden geschützt ist, so sind in dieser Stadt die Gewässer notwendig zahlreich und etwas salzig* (Diller Anfänge 105). ὁκόσαι δ' ἀντικέονται τούτων πρὸς τὰ πνεύματα τὰ ψυχρὰ μεταξὺ τῶν δυσμῶν τῶν θερινῶν τοῦ ἡλίου καὶ τῆς ἀνατολῆς τῆς θερινῆς, | καὶ αὐτῇσι ταῦτα τὰ πνεύματα ἐπιχώριά ἐστι, | τοῦ δὲ νότου καὶ τῶν θερμῶν πνευμάτων σκέπη, || ὧδε ἔχει περὶ τῶν πόλεων τούτων· (58,6 ff. Hbg.). *Mit allen Städten, die diesen entgegengesetzt in Richtung auf die kalten Winde zwischen Sommeruntergang und -aufgang der Sonne liegen und bei denen diese Winde üblich sind, die aber vor dem Südwind und den warmen Winden geschützt sind, verhält es sich folgendermaßen* (Diller Anfänge 106).
Ferner ist Kap. 24 (76,28 ff.) zu vergleichen: ὁκόσοι μὲν χώρην ὀρεινήν τε οἰκοῦσι καὶ τρηχεῖαν καὶ ὑψηλὴν καὶ εὔυδρον, | καὶ αἱ μεταβολαὶ αὐτοῖσι γίνονται τῶν ὡρέων μέγα διάφοροι, ἐνταῦθα εἰκὸς εἴδεα μεγάλα εἶναι κτλ. (vgl. S. 14). An welcher Stelle die Sätze zuerst formuliert wurden, läßt sich nicht feststellen, da sie sich in beiden Schriften organisch aus dem Zusammenhang ergeben.

33 *Alle Städte aber, die nach Sonnenuntergang liegen und die vor den von Osten wehenden Winden geschützt sind und an denen die warmen Winde und die vom Norden kommenden vorbeiwehen, haben notwendig die ungesundeste Lage* (Diller Anfänge 108).

geographische Lage usw., die notwendig zur Krankheit führen müßte, durch entgegenwirkende Kräfte kompensiert werden kann. Die Aufstellung sehr allgemein gehaltener Kasuistiken dient dabei dem Bemühen, verschiedenste Bereiche innerer und äußerer Gegebenheiten in schematischer Allgemeingültigkeit zu erfassen. Dabei kann die einheitliche Methode in der konkreten Anwendung auf bestimmte Situationen scheinbar zu sachlichen Widersprüchen führen; das einigende Band bleibt dann immer die Methode.

M. S. und Aer. Kap. 22

Gleiche Methode und dazu gleiche Interessen scheinen mir auch aus dem 22. Kapitel von Aer. und aus M. S. zu sprechen. Dieses Kapitel behandelt die Eunuchie der Skythen. Grundsätzlich von der Heiligen Krankheit verschieden, besteht eine äußere Übereinstimmung darin, daß die Skythen diese Krankheit auf das Wirken eines Gottes zurückführen. Wie widerlegt der Verf. diese Ansicht? Er distanziert sich zunächst mit Worten, die unmittelbar an M. S. [1,2] 2,1 und 18,2 erinnern, von dem Gedanken, hier habe ein Gott eingegriffen:

ἐμοὶ δὲ καὶ αὐτῷ δοκεῖ ταῦτα τὰ πάθεα θεῖα εἶναι καὶ τἆλλα πάντα καὶ οὐδὲν ἕτερον ἑτέρου θειότερον οὐδὲ ἀνθρωπινώτερον, ἀλλὰ πάντα ὁμοῖα καὶ πάντα θεῖα, ἕκαστον δὲ ἔχει φύσιν τῶν τοιούτων, καὶ οὐδὲν ἄνευ φύσιος γίνεται (22. 74, 14 ff. Hbg.). *Mir für meine Person scheinen diese Leiden ebenso göttlich zu sein wie alle anderen und keines göttlicher oder menschlicher als ein anderes, sondern alle gleich und göttlich. Ein jedes von ihnen hat Natur, und keins entsteht ohne Natur*[34].

Hiermit kann man eine bestimmte Krankheit nicht erfassen. Der Verf. stellt deshalb entsprechend der aus M. S. bekannten Art[35] eine ganze Kette von Ursachen und Reaktionen auf: Die Skythen reiten viel: das führt zu arthritischen Beschwerden: diese suchen sie durch einen Schnitt in die Adern hinter dem Ohr zu heilen: dadurch wird die Zeugungskraft zerstört: da die Skythen dies nicht als Grund erkennen, glauben sie, gegen einen Gott eine Schuld begangen zu haben. Im Sinne von M. S. 1,3 führt auch hier die ἀμηχανίη und ἀπορίη dazu, an das Eingreifen eines Gottes zu glauben. Dem Arzt aber ist nicht entgangen, daß es gerade das Zerschneiden der Ader war, was zur Impotenz führte. Damit ist der physiologische Grund der Krankheit erfaßt, nicht anders als in M. S. der Krankheitsanfall dann eintritt, wenn die Adern verstopft werden; aber eben nur die Adern von Menschen, die durch ihre Konstitution für diese Krankheit prädestiniert sind. Während die letzte Ursache der Epilepsie also die

[34] Vgl. Diller Anfänge 124.
[35] Vgl. S. 9.

Phlegmakonstitution ist, so ist es bei der Eunuchie ein sozialer Umstand: Es läßt sich nämlich beobachten, daß nur die reichen Skythen, die das Geld zur Pferdehaltung haben, von dieser Krankheit befallen werden. Der Verf. fährt fort: καίτοι ἐχρῆν, εἴπερ θειότερον τοῦτο τὸ νόσευμα τῶν λοιπῶν ἐστιν, οὐ τοῖς γενναιοτάτοις τῶν Σκυθέων καὶ τοῖς πλουσιωτάτοις προσπίπτειν μούνοις, ἀλλὰ τοῖς ἅπασιν ὁμοίως, καὶ μᾶλλον τοῖσιν ὀλίγα κεκτημένοισιν ... (Aer. 22. 75,5 ff. Hbg.). *Und doch müßte diese Krankheit, wenn sie göttlicher ist als die übrigen, nicht den edelsten und reichsten Skythen allein zustoßen, sondern allen in gleicher Weise und sogar noch mehr denen, die wenig besitzen*[36]. Der Satz hat denselben Zweck, den sein Gegenstück in M. S. 2,7 hat: die These von der Göttlichkeit der Krankheit dadurch zu widerlegen, daß die natürliche Bedingtheit des Leidens an seinem partiellen Auftreten gezeigt wird, während nicht einzusehen ist, daß die Götter nur einen bestimmten Stand bzw. eine bestimmte Konstitution treffen sollten, zumal gesagt worden war, daß alles in *derselben* Weise göttlich sei. Wollten die Götter aber wirklich nur *einen* Stand treffen, so wäre eher zu erwarten, daß sie die Armen mit dieser Krankheit schlügen, die ihnen ja keine Opfer bringen[37]. Freilich gelten diese Argumente nur im Rahmen der Vorstellungswelt jener Menschen, die an das unheilvolle Wirken der Götter und an ihre Beeinflußbarkeit durch Opfer glauben: der Verf. selbst distanziert sich davon: εἰ δὴ τιμώμενοι χαίρουσιν οἱ θεοὶ καὶ θαυμαζόμενοι ὑπ' ἀνθρώπων καὶ ἀντὶ τούτων χάριτας

[36] Diller Anfänge 124 f.

[37] Zu der oben beschriebenen Form der Widerlegung (in Aer.) ist Herodot II 20,3 eine exakte Parallele. Dort soll die Theorie, nach der die Nilschwelle durch die Etesien verursacht werde, bekämpft werden: ... εἰ ἐτησίαι αἴτιοι ἦσαν, χρῆν καὶ τοὺς ἄλλους ποταμούς, ὅσοι τοῖσι ἐτησίῃσιν ἀντίοι ῥέουσιν, ὁμοίως πάσχειν καὶ κατὰ ταὐτὰ τῷ Νείλῳ, καὶ μᾶλλον ἔτι τοσούτῳ, ὅσῳ ἐλάσσονες ἐόντες ἀσθενέστερα τὰ ῥεύματα παρέχονται. *Wenn die Jahreswinde die Ursache wären, dann müßten auch die anderen Flüsse, soviele gegen die Jahreswinde fließen, auf genau die gleiche Weise beeinflußt werden wie der Nil und das in dem Maße stärker, um wieviel sie kleiner sind und eine schwächere Strömung haben.*
Auch hier wird die Unhaltbarkeit der Hypothese dadurch aufgedeckt, daß die Unvereinbarkeit der aus ihr zu ziehenden Konsequenzen mit anderen Tatsachen aus demselben Geltungsbereich gezeigt wird. Im folgenden wird nun dieses „Ebenso" in ein „Noch mehr" gesteigert: was für den wasserreichen und deshalb starken Nil gilt, müßte sich an den vielen kleinen Flüssen in Afrika erst recht verwirklichen; also ein argumentum a maiore, wie wir es im Rahmen der Erörterung naturhafter Kräfte u. a. in M. S. Kap. 13,10 verwendet finden. In Aer. entspricht dem das Argument, daß bei Richtigkeit der Theorie, die Krankheit stamme von einem Gott aufgrund eines ἁμάρτημα gegen diesen, die Eunuchie dann vor allem bei den armen Skythen zu erwarten wäre, die sich im Vergleich zu den Reichen gegenüber den Göttern in der schwächeren Position befinden, da sie ihnen weniger Opfer bringen, also größere Vergehen gegen die Götter begehen (vgl. Aer. 75,10 ff.). In M. S. fehlt das zweite Glied der Widerlegung, da die Kategorisierung der Kranken in χολώδεις und φλεγματώδεις keine Abstufung des Kräfteverhältnisses zuläßt. Über den geistesgeschichtlichen Zusammenhang dieser und verwandter Argumentationsformen: Diller, Hermes 67,14 ff.

ἀποδιδοῦσιν (22. 75,8 ff. Hbg.). *Wenn nämlich die Götter sich wirklich darüber freuen, daß sie von den Menschen geehrt und bewundert werden, und ihnen dafür ihren Dank abstatten*[38]. Das scheint mir von demselben Mann gesagt zu sein, der M. S. 1,31 (εἰ δὴ τοῦ θείου ἡ δύναμις ὑπ' ἀνθρώπου γνώμης κρατεῖται καὶ δεδούλωται) deutlich genug von dem Gedanken Abstand nimmt, man könne auf den göttlichen Willen einen Einfluß ausüben.

Während der religiöse Eifer in M. S. und Aer. innerhalb des CH eine vereinzelte Erscheinung ist und damit ein gutes Argument für die Identität der Verfasser darstellt, hat man die Stichhaltigkeit sachlicher Argumente in anderen Fällen dadurch aufheben wollen, daß man zu verschiedenen Berührungspunkten jeweils solche aus anderen Schriften herbeitrug. So lassen sich Parallelen für die Wertschätzung der Mitte und des Maßes als des Gesunden in mehreren Schriften finden, z. B. in Fract. und Nat. Hom.[39]; Heinimann verweist auf Vet. med. Sicher gilt dasselbe auch für das Prognostikon. Mit dieser Schrift und den Epidemien stimmen Aer. und M. S. darin überein, daß sie auf Beachtung der meteorologischen Verhältnisse Wert legen. Sicher gehört auch die Zusammenstellung dieser Parallelen zur Aufgabe, die der Interpretation gestellt ist. Wie aber bereits oben (S. 14) bemerkt worden ist, läßt sich gerade bei Vergleichen mit dritten Schriften die besonders enge Zusammengehörigkeit von M. S. und Aer. immer wieder feststellen, so daß das Problem, wie diese Kongruenzen zu deuten sind, bestehen bleibt. Die Einheit der Verfasserschaft ist die Lösung, die sich anbietet. Zugegeben werden muß allerdings, daß ein Beweis im strengen Sinne nicht geführt werden kann; es scheint aber doch so, daß die besseren Argumente auf der Seite derjenigen sind, die beide Schriften ein und demselben Arzt zuweisen möchten.

2. Parallelen zu den knidischen Schriften

a) Strukturelle Parallelen

Durch den Vergleich mit Aer. Kapp. 10 und 24 ist es gelungen, in dem 5. Kapitel von M. S. ein festes Aufbauschema zu erkennen, mit dem es dem Verf. möglich ist, verschiedene Problemkreise, wie das Verhältnis von Säften und Konstitution, geographischer Lage und Gesundheit oder Umwelt und Charakter, nach einem einheitlichen Ordnungsprinzip darzustellen. Aus welcher Tradition diese Kapitel hervorgewachsen sind, vermögen wir noch festzustellen, wenn wir mit ihnen den Aufbau einer

[38] Diller Anfänge 125.

[39] Vgl. W. Müri: Der Maßgedanke bei den griechischen Ärzten. Gymnasium 57, 1950, 183–201.

knidischen[40] Krankheitsdarstellung wie Morb. II 6 (und 8) vergleichen, in denen uns offenbar Vorläufer des behandelten Schemas erhalten sind. Davon sei hier das 6. Kapitel besprochen (7, 14,8 Li.)[40a]:

I. ἄλλη. ἐξαπίνης ὀδύνη λαμβάνει τὴν κεφαλήν, καὶ παραχρῆμα ἄφωνος γίνεται καὶ ἀκρατὴς ἑωυτοῦ.

II. οὗτος ἀποθνήσκει ἐν ἑπτὰ ἡμέρῃσιν, ἢν μή μιν πῦρ ἐπιλάβῃ · ἢν δὲ ἐπιλάβῃ, ὑγιὴς γίνεται.

III. 1. πάσχει δὲ ταῦτα, ὅταν αὐτῷ μέλαινα χολὴ ἐν τῇ κεφαλῇ κινηθεῖσα ῥυῇ, καὶ μάλιστα καθ' ὃ τὰ πλεῖστα ἐν τῷ τραχήλῳ ἐστὶ φλέβια καὶ τοῖσι στήθεσιν. ἔπειτα δὲ καὶ τῇ ἄλλῃ ἀπόπληκτος γίνεται καὶ ἀκρατής, ἅτε τοῦ αἵματος ἐψυγμένου.

2. καὶ ἢν κρατήσῃ ὥστε τὸ αἷμα θερμανθῆναι, ἤν τε ὑπὸ τῶν προσφερομένων ἤν τε ὑφ' ἑωυτοῦ, μετεωρίζεταί τε καὶ διαχεῖται καὶ κινεῖται καὶ τὴν πνοιὴν ἐσάγεταί τε καὶ ἀφρεῖ καὶ χωρίζεται τῆς χολῆς, καὶ ὑγιὴς γίνεται.

3. ἢν δὲ μὴ κρατήσῃ, ψύχεται ἐπὶ μᾶλλον. καὶ ὅταν ψυχθῇ παντάπασιν καὶ ἐκλίπῃ ἐξ αὐτοῦ τὸ θερμόν, πήγνυται καὶ κινηθῆναι οὐ δύναται, ἀλλ' ἀποθνήσκει.

I. *Eine andere Krankheit. Plötzlich befällt Schmerz den Kopf, und sogleich verliert der Patient die Stimme und die Herrschaft über seine Glieder.*

II. *Dieser stirbt binnen sieben Tagen, falls ihn nicht Fieber befällt; wenn es ihn aber befällt, wird er gesund.*

III. 1. *Dieses Leiden stellt sich dann ein, wenn bei einem Menschen die im Kopfe in Bewegung geratene Galle in Fluß kommt und vor allem in solche Teile fließt, wo die meisten Adern im Halse und in der Brust sind. Danach bekommt er am folgenden Tage eine Lähmung und kann sich nicht mehr bewegen, weil das Blut abgekühlt ist.*

2. *Wenn aber* (καὶ ἢν) *das Blut obsiegt, so daß es sich erwärmt, sei es infolge der verabreichten Medizin, sei es auch ganz von selbst, so steigt dieses auf und verteilt und bewegt sich; es zieht den Atem herbei und schäumt und trennt sich von der Galle, und er wird gesund.*

3. *Wenn es aber nicht obsiegt, kühlt es sich noch mehr ab. Und wenn es völlig abgekühlt ist und die Wärme vollständig aus ihm entwichen ist, erstarrt es und kann sich nicht bewegen, sondern der Patient stirbt*[41].

Der Text teilt sich in drei Blöcke auf, von denen der erste den Symptomkomplex, der zweite die Prognose, der dritte die Aitiologie

40 Unter ‚knidisch' wird hier in weiterem Sinne die von Ilberg Knidos erarbeitete Schriftengruppe verstanden, in engerem Sinne die Bücher Morb. II (1–11; 12–75), Morb. III sowie Int. – Eine wertvolle Ergänzung der Ilbergschen Untersuchung stellt die soeben erschienene Arbeit von Lonie dar, in der u. a. auch strukturelle Fragen besprochen werden.

40a Hier und an den folgenden Stellen (S. 20. 22. 24) ist der Littrésche Text nach den Hss. Θ und M verbessert.

41 Fuchs II 410.

umfaßt. Diese ist wiederum dreifach gegliedert: Zunächst werden die einzelnen Symptome eines nach dem anderen erklärt. Die Krankheitsdarstellungen in Morb. II enden meistens an diesem Punkt. In den beiden folgenden Abschnitten wird aber noch zunächst der Umstand interpretiert, wonach hinzutretendes Fieber den Kranken rettet, während der letzte Satz die Folgen des ausbleibenden Fiebers beschreibt. Auch dieses Kapitel kennt demnach den charakteristischen Aufbau nach ungünstigen, günstigen (Einführung mit καὶ ἦν!) und wiederum ungünstigen Phänomenen, den wir in M. S. und Aer. kennengelernt haben. Wichtig dabei scheint zu sein, daß das Fieber ein Symptom darstellt, das im Krankheitsverlauf eintreten oder auch ausbleiben kann, womit diese Darstellung nicht nur das mit Sicherheit Eintretende, sondern auch das Mögliche erfaßt. Dadurch war ein Abschnitt wie dieser in besonderem Maße dazu geeignet, zum Prototyp der Kasuistiken in M. S. und Aer. zu werden.

Daß wir in diesem Zusammenhang tatsächlich von Tradition sprechen dürfen, geht daraus hervor, daß nun auch andere Partien von M. S. nach Modellen konstruiert sind, deren Parallelen wir in knidischen Schriften finden. Sicher gilt das für das medizinische Kernstück von M. S., das 7. Kapitel. In der Analyse S. 95 f. ist auf die strukturelle Übereinstimmung mit Kap. 14 f. hingewiesen. In beiden Partien zählt der Verf. zunächst die Symptome geschlossen auf, um sie danach eines nach dem anderen einzeln zu erklären. Dieselbe Methode liegt Morb. II 5 vor: I: Aufzählung der Symptome. II: Die einzelnen Erklärungen (Aitiologie). (Unerklärt bleibt die Schlaflosigkeit, ein Mangel, der in M. S. 7 und 14 seine Entsprechungen hat.) Das Kapitel schließt mit einer Prognose (III). Man achte auf den schlichten Stil der λέξις εἰρομένη, für die es gerade in den entsprechenden Texten von M. S. Beispiele gibt (7,12,16 Li.).

I. ἢν σφακελίσῃ ὁ ἐγκέφαλος, ὀδύνη ἔχει ἐκ τῆς κεφαλῆς τὴν ῥάχιν καὶ ἐπὶ τὴν καρδίην φοιτᾷ, καὶ ἀψυχίη καὶ ἱδρώς, καὶ ἄυπνος τελέθει, καὶ ἐκ τῶν ῥινῶν αἷμα ῥεῖ, πολλάκις δὲ καὶ αἷμα ἐμεῖ.

II. σφακελίζει δ' ὁ ἐγκέφαλος, ὅταν ἢ ὑπερθερμανθῇ ἢ ὑπερψυχθῇ ἢ χολώδης ἢ φλεγματώδης γένηται μᾶλλον τοῦ ἐωθότος. ὅταν δέ τι τούτων πάθῃ, ὑπερθερμαίνεται καὶ τὸν νωτιαῖον μυελὸν διαθερμαίνει, καὶ οὗτος ὀδύνην τῇ ῥάχει παρέχει. – ἀψυχεῖ δ' ὅταν προσίστηται πρὸς τὴν καρδίην φλέγμα ἢ χολή. προσίστασθαι δ' ἀνάγκη κεκινημένων καὶ ὑγρασμένων. – ἱδρὼς δὲ ὑπὸ πόνου. – τὸ δ' αἷμα ἐμεῖ ὅταν αἱ φλέβες αἱ μὲν ἐν τῇ κεφαλῇ ὑπὸ τοῦ ἐγκεφάλου θερμανθῶσιν, αἱ δὲ παρὰ τὴν ῥάχιν ὑπὸ τῆς ῥάχιος, ἡ δὲ ῥάχις ὑπὸ τοῦ νωτιαίου μυελοῦ, ὁ δὲ νωτιαῖος μυελὸς ὑπὸ τοῦ ἐγκεφάλου, ὅθενπερ πέφυκεν. ὅταν οὖν θερμανθῶσιν αἱ φλέβες καὶ τὸ αἷμα ἐν αὐτῇσι ζέσῃ, διαδιδοῦσιν αἱ μὲν ἀπὸ τῆς κεφαλῆς ἐς τὰς ῥῖνας, αἱ δ' ἀπὸ τῆς ῥάχιος αἱμορρόοι ἐς τὸ στόμα[42].

III. οὗτος τριταῖος ἀπόλλυται ἢ πεμπταῖος ὡς τὰ πολλά.

[42] σῶμα ΘΜ: *correxi*. Erklärt wird das Blutspucken. Ebenso Fuchs in seiner Übersetzung.

I. *Bei Sphakelismus des Gehirns befällt Schmerz vom Kopf her das Rückgrat, der bis zum Herzen hingeht. Es stellt sich Ohnmacht und Schweiß ein, der Kranke ist ohne Schlaf, und aus der Nase fließt Blut, häufig auch erbricht er Blut.*

II. *Das Gehirn wird vom Sphakelismus befallen, wenn es übermäßig erwärmt oder abgekühlt wird, oder wenn es mehr als gewohnt voll von Galle oder Schleim ist. Wenn es etwas hiervon erleidet, so wird es übermäßig heiß und durchwärmt seinerseits das Rückenmark, und dieses bereitet dem Rückgrat Schmerzen. Der Patient wird ohnmächtig, sobald sich Schleim oder Galle am Herzen ansetzt; sie müssen sich aber ansetzen, sobald sie in Bewegung geraten und feucht geworden sind. Schweiß tritt auf infolge des Schmerzes. Das Blut aber erbricht er, wenn die Adern im Kopf von dem Gehirn erwärmt werden, diejenigen am Rückgrat vom Rückgrat, das Rückgrat aber vom Rückenmark, das Rückenmark aber vom Gehirn, aus dem es hervorwächst. Wenn nun die Adern erwärmt werden und das Blut in ihnen kocht, so geben die vom Kopfe stammenden Blutadern es nach der Nase hin ab, die aber vom Rückgrat stammenden in den Mund.*

III. *Dieser stirbt meistens am dritten oder fünften Tag*[43].

Wenn wir jetzt einzelne Partien der Schrift in der Tradition der knidischen Schule zu sehen vermögen, ist es geboten, den Entwurf des gesamten Logos als der Darstellung einer Krankheit unter Berücksichtigung seiner inhaltlichen und strukturellen Elemente zu begreifen, indem wir diese in Parallele zu knidischen Krankheitsdarstellungen stellen. Dabei erweist sich die Konfrontierung mit den Krankheitsdarstellungen der Schrift „Über die inneren Krankheiten" = Int. als besonders erkenntnisfördernd. Die drei bereits aus den Darstellungen von Morb. II bekannten Gruppen Symptome, Aitiologie und Prognose finden sich auch hier, erweitert durch Angaben zur Therapie. Diese Teile sind nach einem festen Plan aufgezeichnet, der sich folgendermaßen darstellt: Falls vorhanden, wird zunächst der Name der Krankheit angeführt. Die Ausführungen zerfallen zumeist in zwei größere Abschnitte, in deren erstem die Krankheit, im zweiten die Therapie abgehandelt wird. Der erste Teil seinerseits teilt sich in Unterabschnitte. Meistens wird zuerst die Aitiologie (Pathophysiologie, Pathogenese) besprochen. Dieser Abschnitt enthält Angaben über Krankheitsstoffe (Phlegma, Galle), auch über den Ausgangspunkt der Krankheit (der Krankheitsstoffe, z. B. Phlegmafluß aus dem Kopf), er endet mit der Angabe des Flusses zum affizierten Organ, z. B. Herz, Lunge. Der zweite Unterabschnitt enthält die Aufzählung der (zumeist aus einem Fluß resultierenden) Symptome. Hierauf folgt nicht selten eine knappe Prognose des Krankheitsverlaufes, die sich allerdings

[43] Fuchs II 409.

auch im therapeutischen Teil finden kann. Es ergibt sich daraus folgendes Schema:

A. Krankheitsbeschreibung.
I. Aitiologie.
1. Ursprungsorgane, Krankheitsstoffe, Adern.
2. Herabfluß.
II. Symptome.
(III.) Prognose.
B. Therapie.

Nicht selten finden sich Angaben zu auslösenden Momenten (Aitiologisches), und zwar entweder unter I. oder II.

Als Beispiel ist Int. Kap. 10 gewählt (gekürzt).

A. φθίσιες τρεῖς. πρώτη.
I 1. αὕτη γίνεται ἀπὸ φλέγματος. ἐπὴν ἡ κεφαλὴ φλέγματος πλησθεῖσα νοσήσῃ καὶ θέρμη ἐγγένηται, συσσήπεται τὸ φλέγμα ἐν τῇ κεφαλῇ ἅτε οὐ δυνάμενον κινεῖσθαι ὥστε ὑποχωρῆσαι. ἔπειτα ὅταν παχυνθῇ καὶ συσσαπῇ, καὶ ὑπερπλησθῇ τὰ φλέβια,
2. ῥεῦμα ἐπὶ τὸν πλεύμονα ἐγένετο, καὶ ὁ πλεύμων ὅταν ἀναλάβῃ, νοσεῖ παραχρῆμα, ἅτε δακνόμενος ὑπὸ τοῦ φλέγματος ἁλικοῦ ἐόντος καὶ σαπροῦ.
II. τάδε οὖν πάσχει· πυρετὸς ἄρχεται βληχρὸς ἐπιλαμβάνειν, καὶ ῥῖγος, καὶ πονεῖ τὰ στήθεα καὶ τὸ μετάφρενον κτλ.
III. οὗτος ὅταν οὕτως ἔχῃ, ἐνιαυτῷ φθειρόμενος φαύλως θνήσκει.
B. μελετᾶν δὲ χρὴ ὡς μάλιστα καὶ ἀνακομίζειν κτλ.

A. *Drei Arten von Schwindsucht. Die erste.*
I 1. *Diese entsteht durch Schleim. Wenn der mit Schleim angefüllte Kopf erkrankt und Hitze ausgesetzt ist, so verfault der Schleim im Kopf, weil er sich nicht so bewegen kann, daß er abfließt. Wenn er sich danach verdichtet hat und faul geworden ist und die Adern übervoll geworden sind,*
2. *entsteht ein Fluß nach der Lunge, und sobald die Lunge diesen aufgenommen hat, erkrankt sie, weil sie von dem Schleim zerfressen wird, da dieser salzig und faulig ist.*
II. *Der Betreffende erleidet folgendes: Es befällt ihn zunächst gelindes Fieber und Starrfrost, und er hat Schmerzen an der Brust und am oberen Rücken usw.*
III. *Wenn er sich in diesem Zustand befindet, geht er in der Regel nach einem Jahr an der Auszehrung zugrunde.*
B. *Man muß ihn aber mit größter Sorgfalt pflegen und kräftigen usw.*[44].

Ein gedrängter Überblick über den Gedankenablauf von M. S. mag zeigen, daß die hier angetroffenen Elemente die Grundlage der gesamten Schrift bilden. Es versteht sich von selbst, daß der Verf. gemäß den von ihm verfolgten Zwecken und der Zielrichtung seiner Argumentationen

[44] Fuchs II 494.

diese hier und da erweitert, wesentlich aber ist die Übereinstimmung in dem Grundschema: Aitiologie, Symptome, Prognose, Therapie.

A. Name der Krankheit (1,1). An diesen schließt sich die Kritik gegen die Bezeichnung der Krankheit als einer „heiligen“ an, und zwar 1,2–46 der negative Teil, 2,1–7 der positive Teil (gesehen aus der Perspektive der medizinischen Wissenschaft. Leitet gleichzeitig zur eigentlichen Krankheitsdarstellung über).

Kap. 3,1 ff. Die eigentliche Krankheitsdarstellung.

I. Aitiologie. Beginnt grundlegend mit der Schilderung der anatomisch-physiologischen Voraussetzungen der Krankheit. 3,1/2: Anatomie des Gehirns; 3–7: Gehirn und Aderverlauf. Kap. 4: Adern und Luft. Funktion der Adern.

Kap. 5. Pathogenese: Krankheit auf Phlegmatiker beschränkt. Entstehung des Phlegmas. Bedeutung der Reinigung des Gehirns für die Krankheit.

II. (Phlegmafluß und) Symptome. Einzelkasuistik.

Kap. 6: Fluß zu Herz, Lunge, Bauch; daraus resultierende Krankheiten.

Kap. 7,1–12: Fluß in die Adern, Symptome des epileptischen Anfalls und Einzelerklärungen.

III. Kap. 7,13–15: Prognose. Ebenso Kap. 8–10,1, wo der Verlauf des Anfalls, nach Lebensaltern abgestuft, geschildert wird: Kap. 8: Kinder, Jugendliche. Kap. 9,1/2: Erwachsene. Kap. 9,3–10,1: ältere Menschen.

IV. Kap. 10,2 ff.: Auslösende Momente, Anlässe. Aus Prädisposition und Anlässen resultierende Voraussagbarkeit der Anfälle. Kap. 11: Zusammenfassung. Prognose. Kap. 12: Verhalten der Kranken vor den Anfällen; Erklärung der mit der Epilepsie verbundenen Angst. (Nachtrag zum Symptomkomplex: nicht unter 7,1 aufgenommen, da Gründe nicht physiologischer, sondern psychologischer Art).

Kapp. 13 und 14–17: Nachträge, und zwar Kap. 13 zu Kap. 10,2–9 (Einfluß der Winde und des Klimas auf die Gesundheit) und 14–17 zu Kap. 3 und 7 (Gehirn und Gesundheit).

B. Kap. 18: Zusammenfassung und generelle Hinweise auf die Therapie.

b) Der Aufbau von M. S. und Int. Kap. 18

Von dem Schema der Krankheitsdarstellungen in Int. her gedeutet, beginnt die eigentliche Krankheitsdarstellung in M. S. im dritten Kapitel mit aitiologischen Bemerkungen (vgl. 3,1 ἀλλὰ γὰρ αἴτιος ὁ ἐγκέφαλος), die sich unterteilen in anatomische Darlegungen und das Kapitel über die Entstehung des Phlegmas. Es folgt der Symptomteil. Das medizinische

Kernstück stellt das 7. Kapitel dar. Es steht vielleicht nicht ohne Überlegung genau in der Mitte der Schrift! Dazu gehört das sechste, das die Symptome nach einem Flusse zu Herz, Lunge und Bauch beschreibt. Kap. 7,13 ff. enthalten Angaben zum Verlauf des Anfalles und begründen diese, sind also Prognose mit aitiologischen Elementen. Prognostisch orientiert ist ebenfalls Kap. 11; jedoch gilt die Prognose nicht dem Verlauf der Krankheit, sondern ihrem Eintritt, ferner den Heilungschancen, und zwar der Krankheit, nicht des Anfalles.

Wenn für das Verständnis wichtig, kann auch in knidischen Schriften der Krankheitsdarstellung eine anatomische Beschreibung (im aitiologischen Teil) beigefügt werden, wie sie in M. S. 3 vorliegt. Zur Illustration diene Int. 18, das außer dem therapeutischen Teil (B) vollständig mitgeteilt wird, da die Parallele des Aufbaus zu M. S. besonders deutlich ist.

Der Krankheitsname fehlt; das Leiden wird deshalb zu Beginn umschrieben. Danach wird zunächst (I 1) der Verlauf der befallenen Adern angegeben (= M. S. 3,3–7). Es folgt (2) die Angabe der Krankheitsstoffe Schleim und Galle (= M. S. 5) und des Flusses (= M. S. 6 Anfang). Der nächste Paragraph (II) enthält die Symptombeschreibung (τάδε πάσχει = M. S. 6/7; vgl. 7,2: ὅπως δὲ τούτων ἕκαστον πάσχει). Die Prognose folgt hier auf die Therapie.

A. ἐκ νεφρίτιδος ἐπιλαμβάνει ἥδε ἡ νοῦσος καὶ ἔστι μεγάλη

I 1. τῶν φλεβῶν τῶν κοίλων αἳ τείνουσιν ἐκ τῆς κεφαλῆς παρὰ τὰς σφαγὰς διὰ τῆς ῥάχιος ἐς τὸ σφυρὸν τὸ ἐκτὸς τοῦ ποδὸς καὶ ἐς τὸ μεταξὺ τοῦ μεγάλου δακτύλου.

2. γίνεται δὲ τὸ νόσημα ἀπὸ φλέγματος καὶ χολῆς, ὅταν ἐς τὰς φλέβας συρρυῇ. αἱ δὲ φλέβες αὗται αἵματός εἰσι πλήρεις. ἢν οὖν τι παρέλθῃ ἀλλοῖον ἐς ταύτας, νοσέουσιν.

II. τάδε πάσχει · ἢν μὲν ἐπὶ δεξιὰ νοσῇ, ἄρχεται ἡ ὀδύνη ἔχουσα ἐκ τῆς κοτυληδόνος τοῦ ἰσχίου κατ' ἀρχάς. ὅσῳ δ' ἂν πλείων χρόνος προΐῃ καὶ ἀπομηκύνηται, ἥ τε ὀδύνη ὀξυτέρη καὶ κατέρχεται κατωτέρω. καὶ ὅταν ἐς τὸ σφυρὸν ἀφίκηται τὸ ἐκτὸς τοῦ ποδός, ἐς τὴν ῥάχιν πάλιν ἀνέρχεται καὶ ἐς τὴν κεφαλήν. καὶ ὅταν ἐν τῇ κεφαλῇ στῇ τὸ ἄλγος, πιέζει ἰσχυρῶς καὶ δοκεῖ διαρρήσσειν τὴν κεφαλήν, καὶ οἱ ὀφθαλμοὶ αἵματος πίμπλανται.

B. τοῦτον, ὅταν οὕτως ἔχῃ, ἐλατήριον πῖσαι κτλ.

A. I 1. *Infolge von Nierenerkrankung befällt diese große Krankheit die hohlen Adern, welche sich vom Kopfe längs der Gurgel durch das Rückgrat nach dem außen am Fuße gelegenen Knöchel und dem Zwischenraume zwischen der großen Zehe (und den übrigen Zehen) hinziehen.*

2. *Die Krankheit entsteht aber durch Schleim und Galle, wenn diese in den Adern zusammenströmen. Diese Adern sind mit Blut gefüllt: wenn nun irgend etwas anderes in sie hineinkommt, so erkranken sie.*

II. *Der Betreffende erleidet folgendes: Wenn er auf der rechten Seite erkrankt ist, so beginnt die Krankheit damit, gleich zu Anfang von dem Hohlraume der Hüfte aus Schmerz zu verursachen. Je mehr die Zeit voranschreitet und die Krankheit sich hinzieht, um so heftiger wird der Schmerz und um so weiter geht er nach unten. Wenn er dann an dem außen am Fuße befindlichen Knöchel angelangt ist, so steigt er wieder hinauf zum Rückgrat und zum Kopfe. Und wenn der Schmerz sich im Kopfe festgesetzt hat, setzt er dem Kranken heftig zu; es kommt ihm vor, als zerspringe ihm der Kopf, und die Augen füllen sich mit Blut.*

B. *Einem Kranken in diesem Zustand hat man ein treibendes Mittel zu geben usw.*[45].

c) Erweiterungen des Grundschemas

Entsprechend der Parallele knidischer Krankheitsdarstellungen erwarten wir nach Kap. 11 den II. Hauptteil (Therapie). Jedoch folgen mehrere Kapitel, die eine Erweiterung des ursprünglichen Schemas darstellen. Dabei erklärt sich Kap. 12 aus der Polemik gegen die Auffassung, daß die mit dem Nahen des epileptischen Anfalls verbundenen Angstgefühle und das bei einem Teil dieser Kranken zu beobachtende Fliehen auf den Einfluß der Hekate zurückzuführen sei (1,38). Es läßt sich beobachten, daß die in Kap. 7,1 aufgezählten Symptome jeweils den bereits 1,33–37 erwähnten Formen der Krankheit entsprechen, wobei die dort aus der Sicht der Magier gegebenen Erklärungen Zug um Zug Kap. 7,3 ff. durch naturwissenschaftliche ersetzt werden. Jedoch fehlt 7,1 eine Erwähnung der Angstgefühle und des Fluchtstrebens: Der Autor rechnet diese Erscheinungen also nicht zu den typischen Symptomen der Epilepsie (vgl. auch Kap. 1,8), will und muß sie aber dennoch erklären. Da er diese Furcht nun aber nicht physiologisch, sondern psychologisch deutet, versteht man es leicht, daß diese Bemerkungen frühestens an ihrer jetzigen Stelle Platz finden konnten.

Die Kapp. 13 und 14–17, zu deren Analyse man S. 98 ff. vergleiche, bringen erweiternde Nachträge zu Themen, die schon vorher angesprochen worden waren. Sie selbst bilden wiederum eine Einheit; denn während Kap. 13 die Wirkung der Wetterveränderungen als krankheitserregend für den menschlichen Körper darstellt, wird in Kapp. 14–17 der Weg dieser Einwirkung durch den Nachweis, daß diese Einflußnahme über die Luft zunächst auf das Gehirn stattfindet, spezifiziert. Wenn der Verf. diese Probleme noch einmal zusammenfassend bespricht, so ist daraus zu ersehen, wie große Bedeutung er gerade diesen Fragen beigemessen hat; vielleicht auch, daß die Funktion des Gehirns sowie der Luft von anderer Seite (Anhänger des Empedokles?) angegriffen wurde, so daß eine Ver-

[45] Fuchs II 504.

teidigung notwendig war. Anders als etwa die Lehre von den Flüssen, enthalten diese Kapitel Theorien, die nicht allgemein anerkannt waren, und gerade sie, die in gewisser Weise die Struktur der knidischen Krankheitsdarstellungen sprengen, enthalten Lehrmeinungen, die wir nun nicht in den ältesten knidischen Schriften finden[46]. In der Intention des Verfassers hat es aber sicher gelegen, daß die Krankheitsdarstellung gerade mit diesen Kapiteln schloß[47]. Der Satz 17,10, der wörtlich den Beginn der Darstellung 3,1 wiederholt, läßt es deutlich erkennen; daß diese Wiederholung nicht zufällig (oder gar nachträglich zugefügt) ist, geht daraus hervor, daß sich der Verf. sehr häufig dieses Mittels (Ringkomposition) bedient, um bestimmte zusammengehörige Partien einzugrenzen[48].

d) Sachliche Übereinstimmungen und Abweichungen gegenüber der knidischen Schule

Zu den formalen Parallelen zur knidischen Schule stellen sich weitgehende sachliche. Grundsätzlich sind die pathophysiologischen und anatomischen Voraussetzungen in M. S. und den knidischen Schriften dieselben. Diese Bücher kennen als Krankheitsstoffe vor allem Phlegma und Galle, die, durch die Adern zu den Organen fließend, den normalen physiologischen Haushalt stören, entweder durch Verstopfung der Adern oder durch ihre eigene spezifische Wirkung, z. B. die Schärfe des Schleimes. Die anatomischen Voraussetzungen einer Flußlehre finden wir in Int. Kap. 18 (dort die rechtsseitige Ader; die linke wird in Kap. 19 vorausgesetzt).

Allerdings sind hier auch Unterschiede zu nennen, so das Fehlen einer Pneumalehre. Auch besteht ein Unterschied im Verlauf des Phlegmaflusses. Zwar läuft auch nach der knidischen Lehre das Phlegma aus dem Kopf zu den verschiedenen Körperteilen, aber erst, nachdem es dorthin aus dem Körper transportiert wurde (so Morb. II 11). Daß die Knidier diese Lehre vertraten, wird in der Medizingeschichte des Anonymus Londinensis ausdrücklich erwähnt. Nach ihm (IV 31 ff.) hat Euryphon aus Knidos gelehrt, daß, wenn Nahrungsrückstände zu lange im Körper bleiben, diese zum Kopfe steigen und dann Krankheiten verursachen. Grundsätzlich stimmte Herodikos von Knidos mit ihm überein, insofern auch er Verdauungsstörungen an den Anfang der Krankheitsursachen stellte.

In einigen Fragen scheint den Verf. die knidische Aitiologie demnach nicht befriedigt zu haben, die ihm ja ohne weiteres das Material hätte

46 Vgl. dazu die Bemerkungen zu Diogenes von Apollonia S. 29 f.
47 Wilamowitz wollte Kap. 14–17 athetieren.
48 Weitere Beispiele S. 95 zu Kap. 6.

liefern können, ihn so sehr interessierende Phänomene wie das des Verlustes der Stimme im epileptischen Anfall zu erklären (Morb. II 6, oben S. 19). Gegenüber Knidos hat er auf die Luft als ein wesentliches Element in der Krankheitsaitiologie nicht verzichten wollen; ebenso hat er am Primat des Gehirns im Krankheitsgeschehen festgehalten. Dennoch ist der Blick auf knidisches Schrifttum zweifellos dazu geeignet, die Kenntnis der literarischen Umwelt von M. S. zu erweitern, indem wir hier allenthalben auf Vorbilder stoßen, durch die der Verf. sich bei der sachlichen und literarischen Bewältigung seines Themas leiten lassen konnte. Offenbar ist seine Kenntnis dieser Schriften sehr intim gewesen. Obwohl sich die Quellenfrage damit nicht erschöpft, ist es doch für die Geschichte unseres Textes von größter Bedeutung, diese Beziehung nicht außer acht zu lassen.

III. Beziehungen zu dem Schrifttum außerhalb des Corpus Hippocraticum

1. Alkmaion von Kroton

Von der knidischen Schule aus lassen sich verschiedene Verbindungslinien zu den medizinischen Lehren des Alkmaion von Kroton ziehen. Übereinstimmungen zwischen M. S. und ihm erklären sich deshalb teilweise durch die Nähe von M. S. zu Knidos. Es läßt sich darüber hinaus aber zeigen, daß offenbar sehr enge, direkte Beziehungen zwischen M. S. und Alkmaion bestehen.

Alkmaion aus Kroton in Unteritalien, geboren etwa um 540 v. Chr., schrieb, so wird glaubhaft berichtet, das erste medizinische Buch (in Prosa), von dem jedoch nur wenige Fragmente und Berichte auf uns gekommen sind (VS I 210 ff.).

Über seine Nosologie berichtet der Doxograph Aetios V 30,1 (VS 24 B 4 = I 215,11 ff.): *Gesundheitbewahrend sei die Gleichberechtigung* (ἰσονομία) *der Kräfte* (δυνάμεις) *des Feuchten, Trockenen, Kalten, Warmen, Bittern, Süßen usw., die Alleinherrschaft* (μοναρχία) *dagegen sei bei ihnen krankheiterregend. Denn verderblich wirke die Alleinherrschaft des einen Gegensatzes. Und zwar ließen sich die Krankheitsfälle, was die Ursache angehe, auf das Übermaß von Hitze oder Kälte zurückführen, was die Veranlassung, auf Übermaß oder Mangel an Nahrung, was die Örtlichkeit, so würden Blut, Mark (= Rückenmark) oder Hirn betroffen. Doch entstünden hier auch Krankheiten aus äußeren Veranlassungen, z. B. durch bestimmte Wässer oder Gegend oder Anstrengung oder Gewalt oder dergleichen. Die Gesundheit beruhe dagegen auf der gleichmäßigen Mischung* (κρᾶσις) *der Qualitäten.*

Die hier niedergelegten Prinzipien der Nosologie Alkmaions mit ihren Begriffen des Ausgleiches und Maßes, des Zuviel und Zuwenig sind für die Medizin überhaupt von allergrößter Bedeutung geworden; stärksten Einfluß haben sie auf die Schule von Knidos genommen. Es genügt ein Hinweis auf Morb. II Kap. 5 (S. 20 f.), in dem wesentliche Elemente wiederkehren: Die Ursache der Krankheit ist dort ein Übermaß entweder an Kälte oder an Wärme, Örtlichkeiten = affizierte Organe sind Gehirn und Rückenmark sowie das Blut, wobei das Gehirn den eigentlichen Ausgangspunkt darstellt.

Weiter hat Alkmaion die Sinneseindrücke mit der Tätigkeit des Gehirns verbunden; in einer Zeit, die das geistige Leben dem Zwerchfell zuwies, eine revolutionäre Meinung. So wird berichtet (VS 24 A 5 = I 212,6 ff.): *Alle Wahrnehmungen seien irgendwie mit dem Gehirn verbunden; deswegen würden sie auch gelähmt, wenn dieses in Bewegung gerate und den Platz verändere; denn dadurch versperre es die Bahnen, durch die die Wahrnehmungen gingen.* – Von den Ursachen einer solchen Veränderung des Gehirns erfahren wir hier nichts; es dürfte einer der obengenannten Gründe sein (S. 27). Ziehen wir zu diesem Bericht einen weiteren hinzu, in dem uns von Alkmaions Hörtheorie berichtet wird, so können wir durch die Kombination beider erschließen, wie er sich Hörstörungen gedacht hat (VS I 211,38 ff.; vgl. I 212,11 ff.): *Er sagt, man höre mit den Ohren, weil in ihnen ein Hohlraum bestehe; denn dieser erzeuge einen Widerhall (ein Ton aber werde durch die Höhlung erzeugt), die Luft aber erzeuge ihrerseits einen Widerklang.* Hörstörungen müßte Alkmaion dann dadurch erklärt haben, daß das sich verändernde und seinen Platz wechselnde Gehirn die Zugangswege vom Gehör her verstopfte, also den Hohlraum ausfüllte. Dieselbe Theorie nun treffen wir in Morb. II Kap. 4 (7,10,22 ff. Li.) wieder an: *Schwerhörig ist er teils von dem Geräusch und Echo von außerhalb, dann aber auch, wenn das Gehirn und die Adern um dieses anschwellen. Denn infolge der übermäßigen Wärme füllt das Gehirn den Hohlraum im Ohr mit Teilen von sich selbst an, und da nun in ihm die Luft nicht in ausgeglichener Menge vorhanden ist wie in der Zeit vorher und auch nicht in ausgeglichener Weise einen Widerhall ermöglicht, so signalisiert es ihm* (sc. das Ohr dem Gehirn) *das Gesagte nicht harmonisch, und deshalb hört er schwer.* – Vorübergehende Blindheit wird in Kap. 8 erklärt (7,16,12 ff. Li.): *Und mit seinen Augen kann er deshalb nicht sehen, weil das Gehirn vorne liegt und entzündet ist.*

Die Vergleiche zeigen einen großen Einfluß des Alkmaion auf die knidische Schule, die sich, soweit wir sehen, vor allem in der Phlegma-Galle-Lehre von ihm unterschied[49]. Beziehungen von M. S. (und Aer.)

[49] Es ist also denkbar, daß die knidischen Schriften schließlich auch formal Strukturen der Krankheitsdarstellungen wiederholen, die Alkmaion geschaffen hatte.

zu Alkmaion lassen sich also als mittelbarer Einfluß über Knidos erklären; daneben hat aber mit Sicherheit ein sehr direkter Einfluß bestanden. Für Aer. dokumentiert das ein Satz aus Kap. 12. Der Verf. erzählt dort, daß in Asien alles viel schöner sei als in Europa und anderswo: *Die Ursache hiervon ist die richtige Mischung* (κρᾶσις) *des Klimas, weil Asien nach Osten in der Mitte der Sonnenaufgänge, aber weiter entfernt von der kalten Region liegt. Wachstum und Kultiviertheit aber gibt es am allermeisten dann, wenn nichts gewalttätig vorherrscht, sondern überall Ausgeglichenheit* (ἰσομοιρία) *waltet*[50]. – Die hier erwähnte ἰσομοιρία ist nichts anderes als die ἰσονομία des Alkmaion[51]. Zu beachten ist, daß das zu Alkmaions Doktrin überlieferte Wort κρᾶσις in Aer. (und M. S.) nur an der ausgeschriebenen Stelle vorkommt. Wie hier in Aer. mit der Lehre von der ἰσομοιρία, die die der Mitte ist, die idealen klimatischen Bedingungen definiert werden, so wird in M. S. Kap. 5 an Hand derselben Theorie die vollkommene Gesundheit (des Gehirns) definiert, und in Kap. 8 und 9 dient sie dazu, das Freisein von Epilepsie im Mannesalter zu deuten. In M. S. ist ferner das Gehirn das Zentrum des geistigen Lebens (Kap. 3 und 14 sowie 7). Besonders Kap. 14,6 wirkt wie ein bewußter Rückgriff auf die Definition von Gehirnkrankheiten bei Alkmaion. Wenn Alkmaion die σύνεσις von der αἴσθησις trennte, so folgte ihm der Verf. von M. S. 17,8 auch hierin, der dem Zwerchfell lediglich ein αἰσθάνεσθαι zubilligt, dem Gehirn aber das φρονεῖν zuweist.

Während in mancher Hinsicht die Übereinstimmung mit Alkmaion und Knidos tatsächlich sehr groß ist, so zeigt die Konfrontation jedoch auch mit aller Deutlichkeit, daß die geistige Herkunft unseres Autors damit allein noch nicht ausreichend bezeichnet ist. Ein Satz wie 16,1 τὴν φρόνησιν ὁ ἀὴρ παρέχεται läßt sich in den bislang besprochenen Quellen nicht nachweisen. Alkmaion hierin als den Gebenden zu identifizieren, reichen die Quellen nicht aus; wenn dieser die Luft zur Erklärung des Hörvorganges heranzog, so darf ihm deshalb noch keine allgemeine Pneumalehre zuerkannt werden, wie Wellmann wollte; davor sollte auch die Tatsache warnen, daß in Knidos das Pneuma keine Rolle spielt – jedenfalls nicht in den Schriften Morb. II, III, Int. Das aus Morb. II 4 angeführte Beispiel bezeichnet den engen Raum, in dem eine Luftlehre hier verwendet wird.

Die Philologie hat längst die Quelle aufgedeckt, der M. S. in dieser Frage verpflichtet ist[51a]:

2. Diogenes von Apollonia

Diogenes von Apollonia, ein philosophisch und biologisch-medizinisch orientierter Denker, dessen Blüte etwa 430 gewesen ist, glaubte, daß

50 Vgl. Diller Anfänge 116. Griech. Text 67,22 ff. Hbg.
51 Heinimann 174.
51a Willerding 11 ff.

alles Seiende Veränderung ein und desselben Grundstoffes sei. Wenn das, was in der Welt ist, alles einen eigenen Seinscharakter hätte, dann könnte es gar keine Mischung geben, d. h. es gebe kein tierisches Lebewesen und keine Pflanze. Dieses zu postulierende Urelement muß vernünftig sein, denn sonst wäre die Ordnung in der Welt nicht möglich. Es ist aber die Luft, denn ohne die Luft ist kein Leben möglich (VS 64 B 5); die Luft ist wie Gott. Der Aristoteleskommentator Simplikios (VS 64 B 6 = II 62,12–14) berichtet, daß nach Diogenes *„die Gedanken entstehen, indem die Luft mit dem Blute durch die Adern den ganzen Körper erfaßt, wobei er* (Diogenes) *eine genaue Anatomie der Adern gibt"*. Diese Aderlehre ist bei Aristoteles Hist. anim. 3. 511 b,30 ff. erhalten, mit einigen geringen Abweichungen stimmt sie zu M. S. Kap. 3. Diogenes mußte gerade in einer medizinisch interessierten Zeit, wie es die zweite Hälfte des fünften Jhs. gewesen ist, den Lesern plausibel machen, wie denn die Luft bis in die letzten Teile des Körpers gelangen könne. Das durchgehende Adernsystem sollte dieses Problem lösen, zusammen mit der Lehre, daß es in den einzelnen Körperteilen Hohlräume gebe, die diese Luft aufnehmen könnten: Die in der Luft lebenden Vögel müßten eigentlich mehr Denkkraft als der Mensch haben; das trifft jedoch deshalb nicht zu, weil ihr Fleisch zu dicht ist, also keine Hohlräume zur Luftaufnahme hat. In M. S. wird diese Vorstellung 17,4 dazu verwendet, dem Zwerchfell eine Teilhabe an φρόνησις abzusprechen, hat es doch keine κοιλίαι, in welchen es die Luft speichern könnte. Die Luft selbst muß trocken sein: Man sieht es an den Tieren; da sie im Gegensatz zum Menschen in der Nähe des Bodens atmen, haben sie geringere Denkfähigkeit, denn dort ist die Luft und die Nahrung feucht (VS 64 A 19). Dieser Gedanke dient M. S. 16,5/6 dazu auszuschließen, daß die Luft zuerst in den (feuchten) Rumpf und erst danach in das (trockene) Gehirn gelangt.

Wenn nicht alles täuscht, tritt M. S. mit dem Beharren auf dem Primat des Gehirns jedoch in einen gewissen Gegensatz zu Diogenes, denn eine primäre Stellung bei der Luftbewegung scheint bei diesem das Gehirn nicht gehabt zu haben; zweifellos ist auch bei Diogenes das Gehirn Zentrum der Sinneswahrnehmungen gewesen, jedoch berichtet Aetios IV 5,7 (VS 64 A 20), daß nach Diogenes das Hegemonikon, also die geistige Führungsinstanz *„in der linken Höhle des Herzens, welche luftartig* (πνευματώδης) *ist"*, gelegen sei. So gesehen, hat M. S. Gedanken des Diogenes nur insoweit übernommen, als sie Alkmaion nicht widersprachen.

3. Abas (oder Aias) nach dem Anonymus Londinensis

Unter den vom sogenannten Anonymus Londinensis erwähnten Ärzten scheint nur einer dem Gehirn eine absolute Vorrangstellung bei der Entstehung der Krankheiten gegeben zu haben. Es heißt dort (VIII

35 ff.): *Abas* (oder *Aias*, der Name ist unsicher überliefert) *vertritt die singuläre Meinung, daß die Krankheiten durch die Reinigungen des Gehirns entstehen: Das Gehirn reinige sich durch Nase, Ohren, Augen und Mund, und entsprechend den Unterschieden in der Menge der Reinigung entstehe Gesundheit oder Krankheit. Denn wenn diese Reinigung in einem sehr geringen Grade stattfindet, ist das Lebewesen gesund; wenn aber im Übermaß, dann ist es krank. Er sagt ferner, daß durch diese Reinigungen fünf Herabflüsse entstehen* ... (Lücke im Papyrus). Die Beziehungen zu M. S. scheinen mir sehr eng zu sein. Ist doch in dieser Schrift das Gehirn die Ursache der schlimmsten Krankheiten (Kap. 3 und 17). Krank wird es aber, wenn die vor und nach der Geburt normalerweise stattfindende Reinigung nicht eintritt oder zu stark ist (Kap. 5). Verläuft die normale Reinigung nicht im rechten Maße, sondern wird zuwenig Flüssigkeit abgeleitet, so wird das später dazu führen, daß das Gehirn zu feucht wird, und die Reinigung hat dann den Charakter eines Herabflusses, der Krankheiten auslöst. Von fünf Flüssen ist in unserem Text allerdings nicht die Rede, es werden solche zum Herzen (und zur Lunge), in die Bauchhöhle (Kap. 6) und die Adern (Kap. 7) erwähnt. Immerhin bestehen enge Verbindungen zwischen unserem Autor und Abas, den wir im übrigen nur durch diesen Bericht kennen.

B. Die Textquellen

I. Die direkte Überlieferung

1. Die Haupthandschriften

Die Hauptträger der handschriftlichen Überlieferung sind die Codices

Vindobonensis medicus graecus 4	s. X.	= Θ
Marcianus Venetus 269	s. XI.	= M
Corsinianus 1410	s. XV.	= C

a) Die Hs. Θ[52]

Im Hinblick auf die Orthographie ist Θ wohl die schlechteste unter den alten Hippokrateshss. Besonders unsicher sind die Vorstellungen des

[52] Eine ausführliche Besprechung dieser und der wichtigsten übrigen Hippokrateshss. bei Ilberg Überlieferung. Zu Θ vgl. ebd. 437–441, dazu ders. Prolegomena V–VIII.

Schreibers bei e- und i-Lauten (z. B. immer αἴδεσμα statt ἔδεσμα, vgl. das Kapitel C S. 50). Jota postscriptum erscheint gerne im Nom. Sing. der Feminina auf α (η), auch bei der Konjugation der Verben wird es recht wahllos verwendet. Daß der Schreiber relativ ungebildet gewesen sein muß, zeigt sich auch am Eindringen von Elementen jüngerer Aussprache wie M. S. 7,6 στὰς statt ἐς τὰς und Int. 7,298,3 χόντρος statt χόνδρος. Die für die Entwicklung der neueren griechischen Sprache so charakteristische Überführung von Substantiven der 3. Deklination in die 1. liegt vor Int. 7,230,10 τὴν λαγόνην (τὴν λαγόνα richtig M). Recht häufig ist τὸν ὦτον, statt τὸ νῶτον, so Morb. III 7,126,2[53].

Eine ungewöhnlich große Zahl von Fehlern resultiert aus der Transliteration (aus der Majuskel in die Minuskel). Man vergleiche dazu den Abschnitt über den Archetypus S. 36 ff.

Für die Textgestaltung ist entscheidend zu wissen, ob in Θ bewußte Eingriffe in den Text festgestellt werden können. Zweifellos ist dies der Fall. So liest Θ Morb. I 6,162,13 Li. ὑγιής, M dagegen ἐξάντης, also offensichtlich die lectio difficilior. Zieht man Galen XIX 98,7 Kühn ἐξάντης· ὑγιής hinzu, so dürfte auch die Quelle deutlich sein. Die Entstehung einer derartigen, auf Glossierung beruhenden Textveränderung ist Vict. II 6,540,12 noch mit Händen zu greifen. Nach διότι steht in Θ περιπλάσσεται τος (sic; ⟨ἄρ⟩τος coni. Littré) ταῖς ὀβολίσκοις, also eine Glosse zum voraufgehenden ὀβελίας[54]. Hier macht sich auch in Θ die Tendenz zur lectio facilior bemerkbar. Aus M. S. dürfte 13,5 λαγανίζει M Erotian fr. 35 N. (vgl. S. 48): γαληνίζει Θ dazuzustellen sein.

Auch kritischer Eingriffe in den Text hat man sich nicht enthalten. Beweisend dafür ist 1,35, wo M liest: ἐνοδίης οὐ πρόσκειται ἡ προσωνυμίη; Θ jedoch bietet: ἐνοδίηι πρόσκειται ἡ ἐπωνυμίη. Der Satz muß, wie der Zusammenhang zeigt, positiven Sinn haben; insofern ist M zwar falsch und Θ richtig. οὐ ist aber weiter nichts als das verlesene Kompendium für θεοῦ (ΘΥ)[55]. Da οὐ falsch war, hat man es in Θ gestrichen. Nicht weniger dürfte auch 1,20 ὑγείεες γένοιντο eine bewußte Textänderung sein, die auf ein Mißverständnis bei der Abtrennung von ἀποθανοιενασφαλει zurückgeht, das zu ἀποθάνοιεν verlesen wurde, worauf dann sekundär auch ὑγείεες γένοιντο hergestellt wurde; das nicht zu konstruierende ἀσφαλεῖ wurde in ἀσφαλές geändert.

Offenkundige Zusätze zum Text sind 1,14 καὶ τύρου αἰγείου und 17,3 πάθους. Allerdings dürfte das Ausmaß der Interpolation in Θ geringer sein als in M, und sicher besteht, auf das Ganze gesehen, das Vertrauen,

53 Vgl. Schwyzer Grammatik I 413 b zu τὸ νῶμον statt τὸν ὦμον.

54 Der Text lautet: καὶ οἱ ἰπνῖται ἄρτοι τροφιμώτεροι τῶν ἐσχαριτῶν καὶ ὀβολιέων, διότι ἧσσον ἐκκαίονται ὑπὸ τοῦ πυρός. Vgl. Theognost. Can., gl. 47,2 Alpers: ὀβελίας· εἶδος ἄρτου ⟨ὁ⟩ εἰς ὀβελοὺς ὀπτώμενος (Mitgeteilt von Dr. Alpers).

55 Vgl. Grensemann, Hermes 93, 1965, 490. Beispiele für o aus Θ im CH auf S. 36, dazu Aer. 15.69,29 αὐτόθι Gadaldini, *ibidem* p: αὐτέοι V.

das man dieser Hs. entgegengebracht hat, zu Recht. Sehr spricht für sie, daß Kontamination verschiedener Überlieferungszweige, wie sie für M feststeht, in ihr nicht nachgewiesen werden kann.

b) Die Hs. M[56]

Im Gegensatz zu Θ – soweit es sich um M. S. handelt – finden sich in M zahlreiche Bemerkungen in margine.

Wie gewöhnlich in dieser Hs., sind zu Beginn der Schrift (fol. 84 v) Äußerungen Galens zur Verfasserschaft vermerkt (vgl. S. 48).

Längere Bemerkungen sind sonst vornehmlich auf dem breiteren Rand ober- und unterhalb des Textes notiert. So 84 v links unten: ζήτ(ει) εἰς τὸ αὐτὸ ἐν τῷ κα̅ λόγ(ῳ) εἰς τὸ πε(ρὶ) φυσῶν ἐν τῷ τέλει (s. u. S. 38).

84 v rechts oben (zu 1,1) ὅτι οὐδὲν θειότερον ἡ ἐπίληψις τῶν λοιπῶν νούσων·
85 r links oben (zu 1,10) καθάρται.
rechts oben (zu 1,22) ὅτι λίβυες μεσόγειοι.
86 r rechts oben (zu 2,3) ὅτι ἰατὸν ἡ ἐπίληψις.
86 v links oben (zu 3,1 ff.) τίνα τρόπον ἡ ἐπίληψις γίνεται.
89 v rechts unten (zu 13) περὶ τῶν ὅσα συμβαίνουσιν ἡμῖν ἐκ τῶν ἀνέμων·
90 v links oben (zu 16,1) φρόνησις.
unten (zu 16,3) σύνεσις.

An den Seitenrändern befinden sich folgende Verweise auf den Inhalt:
86 v links (zu 3,4) α̅ κοίλη φλέψ
89 r rechts unten (zu 13,3) βορέης
89 v links (zu 13,5) ση̅ καὶ νότος
90 r rechts (zu 15,3) αἱματίτιδες φλέβες
(zu 15,6) ση̅ ς̅ πόθεν ὄνειροι φοβεροί
90 v links (zu 16,1) ση̅ ς̅ φρόνησις

Dazu wird mit ση̅ ς̅ (= σημείωσαι καὶ) auf mehrere Textpartien hingewiesen[57]:
85 r rechts ὅλον (zu 1,23/24)
86 r links (1,45)
89 r links (zu 11,5)
rechts (zu 12,2)
90 v links Mitte (zu 16,4) links unten (17,1)

Persönliche Bezugnahme auf den Text drückt sich an folgenden Stellen aus:

[56] Ausführliche Beschreibung Ilberg Überlieferung 449 f. Dazu ders. Prolegomena XVIII–XXI. Wichtig Rivier 94 ff. M. S. steht auf fol. 84 v–91 r.

[57] Die Hinweise verraten Interesse an dem Fragenkomplex Götter/Krankheit; Gehirn/Geistestätigkeit sowie an der Therapie.

85 r rechts unten (zu 1,23/24)
Ἱππόκρατες τὸ θεῖον ἵλεων ἔχοις (byzantinischer Zwölfsilbler!)
91 r links unten (zu 18, 2 ff.)
οὐδὲν ἄπορον οὐδὲ ἀμήχανον ἐν νόσοις
ἰητρέ, πρόσσχες, γνῶθι τῶν καιρῶν ὅρους

Mehrere Wörter werden am Rande wiederholt: 1,45 ἔρυμα 2,3 ἰατόν 6,4 σχολαίτερον 8,1 κατάληπτα 9,3 ὑδαρές 10,9 ἡλιωθῇ 10,10 σύντροφος 12,3 πάθης 13,5 λαγανίζει 15,2 βοηταί.

Hinzu treten verschiedene mit γρ(άφεται) bezeichnete variae lectiones; diese sind im kritischen Apparat vermerkt worden, ebenso wie die wesentlichsten Zusätze einer späteren Korrekturhand M^2.

Einige besondere Zeichen seien hier noch erwähnt. Fol. 88 v linke Seite steht vor Zeile 12 (Kap. 10,2) σπλη | νός. ἐπικαταρρέει δὲ καί, ebenso Zeile 34 (Kap. 10,4) ποι | έεται · ἐπικαταρρέει δὲ | καὶ ein einer 9 ähnliches Zeichen. Die gekennzeichnete Partie ist in der I-Gruppe (S. 44) ausgefallen. Zu mehreren Stellen, die teilweise korrupt sind, steht am Rande ein Doppelpunkt, so 1,41 θύειν τε καὶ εὔχεσθαι 1,45 μιαίνεσθαι-μέγιστα 2,7 καὶ τοῖσι 5,8 καθαρθέντα 9,3 δὲ πρεσβυτάτοισι ὅταν 13,5 τὸν ἠέρα συνεστεῶτα 16,4 ἐγκεφάλῳ ἑαυτοῦ τὴν ἀκμήν.

Kap. 6,3/4 steht vor παύεται I, am Rande +.

Ähnlich, aber weniger deutlich zu 8,7 ἢν μὴ θεραπευθῶσι τοῖσι ἐπι- | τηδείοισι, wo C μελεδανθῶσι liest.

Orthographische Fehler sind auch in dieser Hs. nicht selten, treten aber nicht in der Häufigkeit auf, die für Θ zu konstatieren ist. Alles in allem ist der Schreiber gebildeter gewesen, was auch in der guten Akzentsetzung zum Ausdruck kommt.

An dem Text dieser Hs. ist jedoch in stärkerem Maße als in Θ „gearbeitet" worden, vielleicht auch mehr als in irgendeiner alten Hippokrateshs. überhaupt.

Eindringen von Glossen:

Wenn beobachtet werden konnte, daß M an einigen Stellen gegenüber Θ den ursprünglichen Wortlaut bewahrt hat, so schließt das nicht aus, daß in anderen Partien der Text in M verändert erscheint, zunächst im Sinne der lectio facilior durch Normalisierung bzw. Modernisierung der Sprache (Wörter). Das gilt etwa Vict. III 6,594,7 Li. ἡλιούμενοι Θ: θαλπόμενοι M; Nat. Hom. 6,76,7 Li. ἥλιος A: καῦμα MV. Letzteres zeigt, daß die Trivialisierung des Textes (teilweise) älter ist als M; denn MV repräsentieren eine Überlieferungsstufe, die in die Zeit der Majuskelhss. zurückreicht.

Als Quelle jedenfalls eines Teiles der Glossen läßt sich auch hier die antike, für uns durch Erotian und Galen vertretene, Hippokrateslexikographie nachweisen. Ein Hinweis darauf ist 1,15 ἔτι δ' ὅσα nach ὠτίδοc in M, das eine Verlesung von OTIΔOCA (ὀτίδος ἃ) darstellt. Daraus ergibt sich, daß in einem M-Vorgänger ὀτίδος und ὠτίδος nebeneinander gestanden haben, daß also zwei verschiedene Schreibungen, die beide durch Erotian attestiert werden[58], in M vereinigt erscheinen.

Das Ausmaß des Eindringens von Glossen in M dürfte dasjenige in Θ übersteigen; dazu kommt die weitere, für die Textherstellung wichtige Beobachtung der Kontamination von M.

Ein Blick über den Text von M. S. hinaus kann lehren, daß M eine kontaminierte Textfassung darstellt. Im hippokratischen Prognostikon 2,116,8 Li. = 196,4 A(lexanderson) bringt M nach γινόμενοι den Zusatz ἢ αἱ ὄψιες αὐχμῶσαι καὶ ἀλαμπεῖς.

Dieser fehlt in den anderen Haupthss. V und C (= Paris. suppl. 446). Er fehlt auch in der lateinischen Übersetzung. Man könnte deshalb geneigt sein, die Angabe für einen Zusatz des Schreibers von M selbst zu halten; jedoch stammt sie aus älterer Quelle, denn sie taucht in vollständigerer Form in der Hs. Parisinus gr. 2316 = N, s. XV. wieder auf. In der Tat liest man dort nach γινόμενοι (196,4 A.): καὶ βλεφαρίδες (φλεφαρίιδες N) καμπύλαι. ἢ ἴσχνυνται ἰσχυρῶς ἢ ὅλαι ὄψεις ἀμῶσαι καὶ ἀλαμπεῖς ἱστάμεναι. καὶ τὸ πρόσωπον πελιὸν (A.: τελειῶν N) καὶ φοβερὸν ἰδεῖν. ἢ οἱ ὀδόντες πελιοὶ γίνονται.

Die Übereinstimmung von ὅλαι ὄψεις ἀμῶσαι καὶ ἀλαμπεῖς mit dem Zusatz in M ist offensichtlich. Ausgangspunkt der Kontamination ist die Schrift De septimanis (Hebd.) 9,464,29 ff. Li[59]. Die Stelle lautet: *vultus terribilis et molestus, oculi torti, et nigra oculorum abscondita. alba maiora apparentia extra naturam. et visus siccus et non splendens* (= ἢ αἱ ὄψιες αὐχμῶσαι καὶ ἀλαμπεῖς) *statim valde mortem nuntiant.* Schon in der Antike hat man hiermit den Prognostikontext interpoliert; denn in der lateinischen Übersetzung ist daraus der Satz *et niger oculorum visus abscondatur albo maiori facto a natura* übernommen (vgl. den kritischen Apparat zu 136,15 A.). Daß der interpolierte Text des lateinischen Übersetzers und derjenige von N und M schließlich derselbe war, dürfte die Angabe καὶ βλεφαρίδες καμπύλαι in N beweisen, der in der lateinischen Übersetzung (136,17 A.) als *aut palpebrae curvatae fiant* steht, womit das verbindende Glied zwischen der Kontaminationsvorlage von N (M) und Lat. gefunden ist. Der Zusatz *aut palpebrae curvatae fiant* fehlt in De septimanis, jedenfalls in der Form, die wir kennen, so daß der Annahme, daß zwischen der Vorlage von Lat. und M N eine direkte Verbindung besteht, nichts im Wege ist. Ein weiterer Hinweis auf den Tatbestand der Kontamination ist eine Randnotiz in M zu Oct. 7,448,11 Li. Das Ende des neunten Kapitels dieser Schrift ist nur in M erhalten, während es von ὁ δὲ αὐτὸς λόγος an in dem zweiten Überlieferungsträger, dem Vaticanus 276, fehlt. Dieser Sachverhalt ist in M prima manu vermerkt: τὰ ἀπὸ τούτου ἐν ἄλλῳ οὐκ ἦν, ein Beweis, daß M einen Vor-

[58] Vgl. S. 47.
[59] Besserer, hier aufgenommener Text nach Roscher 76,74 ff.

gänger von V (diese Hs. selbst ist jünger als M) außer seiner direkten Vorlage gekannt hat[60].

Inwiefern Kontamination auch in M. S. vorliegt, läßt sich aus Mangel an Vergleichsmaterial nicht feststellen; der Verdacht bleibt bestehen, zumal sich das Eindringen einer Variante im Falle von ὀτίδος bzw. ὠτίδος nachweisen ließ.

Die Beziehungen zwischen Θ und M. Der Archetypus α

Trotz zahlreicher Unterschiede ist es sicher, daß Θ und M sich von einer gemeinsamen Quelle α[61] ableiten. Als deutlicher Bindefehler sei 2,7 καὶ τοῖσι aus καίτοι εἰ genannt. 3,5 φλεβῶν ΘΜ: φρενῶν recte Dietz weist in dieselbe Richtung.

α ist in Unziale geschrieben gewesen; darauf deuten viele Verschreibungen in Θ und M hin. Man vergleiche folgende Liste[62]:

	Θ	M	
1,4	ὠπῶνται	(φ̃) ἰῶνται	⟨ ΩΙΙΩΝΤΑΙ
1,23	καταβλάπτοντα	καὶ τὰ βλάπτοντα	⟨ ΚΑΙΤΑΒΛΑΠΤΟΝΤΑ
1,27	ἦ	τι	⟨ ΤΙ
1,40	πέργον	τι ἔργον	⟨ ΤΙΕΡΓΟΝ
7,13, 11,6	ὁποῖαν	ὁκόταν	⟨ ΟΠΟΤΑΝ
8,5	του τοιου	τοῦτο τοῦ	⟨ ΤΟΥΤΟΤΟΥ
8,7	συγγραφῆναι	συντραφῆναι	⟨ ΣΥΝΤΡΑΦΗΝΑΙ
11,4	ὕδρωπος	ἱδρῶτος	⟨ ΥΔΡΩΠΟC
15,6	ἐκγρηγορότει	εἰ ἐγρηγόρει	⟨ ΕΚΓΡΗΓΟΡΟΤΙ

Die Liste läßt sich leicht durch Beispiele aus anderen Schriften des CH vermehren. Folgende seien zitiert:

1. Vertauschung von vornehmlich runden Buchstaben (Є, O, Θ, C)[63]

a) Є ⟩ C 6,468,9 Li. μερσων Θ: μερέων M 7,220,15 Li. συδέτω Θ: εὐδέτω M 7,232,13 Li. σον Θ aus ἐόν: ἐπιόν M, ἐπεόν Li.

b) C ⟩ Є 7,132,15 Li. κυστεει Θ: κύστεσι M 7,286,14 Li. ἀλγέειν Θ: ἄλγεσιν M 7,240,9 Li. εἰδιοειδής M: σιδιοειδής Θ.

c) Θ ⟩ O 7,126,4 ουο ἵστασθαι Θ: οὔτε ἑστάναι M[64] 7,130,5 Li. τιτοον Θ: τιτθόν M 8,88,4 Li. οιγοι Θ: θίγοις MV.

d) O ⟩ Θ 7,206,7 Li. θρωι Θ: ὀρῶι M 7,290,13 Li. ὅσα θ' ὑπὸ τοῦ ὑδέρου ἐχόμενος Θ aus ὅσα ὁ ὑπὸ τοῦ ὑ. ἐ.

2. Verlesungen von Buchstaben mit schrägen Hasten (A, Δ, K, Λ, X)

a) A ⟩ Δ 7,44,2 Li. δεο Θ: ἀπό M.

b) A ⟩ Λ 7,292,13 Li. ἐξετελεῖτα Θ: ἓξ ἔτεα εἶτα M.

60 Man vergleiche auch den kritischen Apparat zu Flat. 2.92,14 und 9.97,2 Hbg.

61 Bei Rivier α^1; vgl. den Index général 191 unter α, α^1.

62 Rivier 171 ff.

63 An erster Stelle jeweils der Fehler.

64 Zu lesen ist: οὔθ' ἵστασθαι.

c) Α > Χ 7,68,12 Li. χυλοῦ Θ: αὐλοῦ M 8,280,2 Li. ἄρωμα Θ: χρῶμα MV.
d) Λ > Α 7,216,21 Li. καὶ ζεῖν M: κλύζειν Θ.
e) Λ > Δ 7,26,14 Li. διατρίβειν Θ: λεῖα τρίβειν M 7,276,6 Li. ἑωδέναι Θ: αἱ ὠλέναι M.
f) Λ > Κ 7,56,7 Li. καμβάνουσι Θ: λαμβάνουσι M.
g) Χ > Κ 7,282,3 Li. κατακεῖται Θ: καταχεῖται M.
h) Δ > Χ 7,206,12 Li. ταχέως Θ: τάδε M.

3. Verlesungen von Buchstaben mit vornehmlich senkrechten und waagerechten Hasten (Γ, Ι, Μ, Π)

a) Γ > Π 7,122,20 Li. περιπενέσθαι Θ: περιγενέσθαι M.
b) Μ > Π 6,616,11 Li. δή περ αἱ M: δ' ἡμέραι Θ.
c) Π > Μ 7,222,6 Li. μειμελήν Θ: πιμελήν M.
d) Τ > Γ 7,158,8 Li. τι γὰρ τῶν Θ: γιγάρτων M 7,226,11 Li. ὑπογίνεται Θ: ὑποτείνεται M 7,290,15 Li. κοκκυτα Θ: κόκκυγα M.
e) Verlesungen des I (besonders häufig!)
Τ > Ι 7,132,12 Li. καταποια Θ: κατάποτα M.
Ι > Τ 6,226,7 Li. ἐν τοῖσι Θ: ἐνίοισι M.
Π > ΓΙ 6,536,21 Li. ἀπογίνεται Θ: ἀποπνέεται M.
ΓΓ > ΙΤ 6,594, Li. und 604,17 Li. εἴ τις τά Θ: ἔγγιστα M.
ΠΙ > ΠΤ 7,22,20 Li. πτέσῃς Θ: πιέσῃς M.

4. Nicht selten treten diese Fehler kombiniert auf:

7,248,1 Li. μεγάλη Θ: μετὰ δέ M 7,276,3 Li. ἐκμανεῖται Θ: σημανεῖται M 7,268,11 Li. σοσδη Θ (aus ἐθέλῃ): θέλῃ M (dazu 7,272,3 Li. ἐθέδει Θ aus ἐθέλει). 7,288,17 Li. ειηι Θ: στῆι M 7,48,7 Li. ελειοσρει Θ: εἰληθερεῖ M.

Zweifellos sind beide Hss. das Ergebnis getrennter Umschriften; anders läßt sich die Tatsache nicht erklären, daß in den meisten Fällen die Majuskelfehler auf eine der beiden Hss. beschränkt bleiben; auch haben wir keinen Grund zu glauben, daß M die Θ-Fehler korrigiert hätte; wir haben keinen Hinweis darauf, daß M die Hs. Θ gekannt hat.

Hyparchetypi

Mit Sicherheit ist M nicht direkt aus einem Majuskeltext abgeschrieben worden. Durch andere Untersuchungen[65] ist gesichert, daß die unmittelbare Vorlage ein Minuskelkodex gewesen ist (β). In M. S. ist dieses Faktum eventuell noch aus 15,5 ἐκ νύκτωρ (recte ἐκ νύκτων Θ) zu entnehmen, denn paläographisch erklärt sich Verlesung von ν und ρ durch die Minuskelformen μ und ϱ, nicht durch N und P.

Dieselbe Verlesung von ν liegt auch vor in Θ Int. 7,228,24 θρήσκει statt θνήσκει (M). Vielleicht gehört auch 10,1 ηαι Θ hierher, dessen Entstehung

[65] Lienau 8* ff. – Auch der Majuskelkodex, aus dem β abgeschrieben wurde, dürfte wohl nicht mit α identisch sein.

am besten durch ein καί in der Vorlage erklärt wird. Derselbe Fehler 14,1 wo allerdings auch der M-Text gestört, α also unsicher ist. Grundsätzlich muß damit gerechnet werden, daß auch Θ nicht der translitterierte Text selbst ist[66].

Ein Urmarcianus?

Die Hs. M enthält zu Beginn von M. S. den Hinweis, daß Hippokrates auch am Ende der 21. Schrift, welche De flatibus sei, über die Epilepsie gehandelt habe (vgl. S. 33). Die Notiz ist zwar von erster Hand niedergeschrieben worden, kann aber nicht ursprünglich in M entstanden sein, da in diesem Kodex Flat. erst an 30. Stelle steht. Da hierdurch ein nicht uninteressantes Überlieferungsproblem aufgeworfen wird, sei es hier mitbehandelt.

Zur Klärung ist dabei zunächst ein Blick auf den Vaticanus graecus 276 = V notwendig, in dem ebenfalls ein großer Teil der hippokratischen Schriften überliefert wird. Diese Hs. enthält an ihrem Anfang die umfangreichste Zusammenstellung von hippokratischen Titeln (Index – vgl. Ilberg Prolegomena XV f. und Jones Hippocrates II p. Lviii). Der tatsächliche Inhalt von V entspricht diesem Index aber nur bis zur 23. Schrift (Steril.). Wir wissen durch die Ergebnisse der Dissertation Lienaus (3*), daß kurz davor in Mul. eine neue Hand beginnt; die Folia, auf denen sie schreibt, sind dem alten Kodex angeheftet worden. Wir sprechen seitdem von Va und Vb. Die Gründe, weshalb Va an dieser Stelle abbricht, dürften klar sein: Wenn es zu keiner Zeit nicht einmal eine Minuskelhs. gegeben hat und nicht geben konnte, die in sich alle Hippokratesschriften barg, so wird man dieses für die Majuskelhss. um so weniger annehmen dürfen, ja vielmehr ausschließen müssen. Das bedeutet, daß der Index Vaticanus sich auf ein mindestens zweibändiges Werk bezog; als man dann den ersten Teil davon translitteriert hatte, war der folgende Band nicht greifbar. Vb benutzte dann zur Ergänzung eine andere Vorlage (β).

Der Marcianus Venetus umfaßte ursprünglich 60 Schriften, von denen mehrere im Laufe der Zeit verlorengegangen sind (vgl. Ilberg Prolegomena XX). Unter den zahlreichen Problemen, die diese Hs. aufwirft, fällt folgendes auf: M bringt einen großen Teil jener Schriften, die Va fehlen, so daß sich immer wieder der Eindruck einstellt, daß in dieser Hs. – und besonders in ihrem ersten Teil – das in Va fehlende Material ergänzt werden sollte (natürlich kann dieser Gedanke, wenn er richtig sein soll, nur jeweils für Vorgänger beider Hss. Gültigkeit haben, da M älter ist als V). Jedoch will zu dieser Beobachtung die weitere nicht recht passen, daß doch auch im ersten Teil von M mehrere Schriften stehen, die wir auch in Va antreffen (1. Jusj., 2. Lex, 7. Nat. Hom., 8. Genit., 9. Nat.

[66] Rivier 66 ff. nimmt als direkte Vorlage von Θ allerdings einen Unzialkodex an.

Pueri, 10. Art., 27. Aph., 28. Prog., 29. Acut.). Diese Schriften hat M bis zur 30. (Flat., nur in M) mit Va gemeinsam, während also 21 nur in M stehen. Es ergibt sich daraus, daß nach Abzug jener Schriften, die M mit Va teilt, Flat. an 21. Stelle steht. Es ist dann zumindest doch sehr wahrscheinlich, daß der in M bezeugte Kodex, in dem Flat. an 21. Stelle stand, eine solche Hs. war, in der zum Zwecke der Ergänzung eines frühen Vorläufers von V zunächst nur Schriften aufgenommen waren, die dort fehlten; daß also diese Hs. als Fortsetzung des ersten Teiles fungierte. Wir wollen diesen Kodex, entsprechend der von U. Fleischer[67] eingeführten Bezeichnung Urvaticanus, Urmarcianus nennen und meinen, daß er folgende Schriften enthielt: 1. De Arte, 2. VM, 3. Praec., 4. Decent., 5. Hum., 6. Alim., 7. Ulc., 8. Morb. Sacr., 9.–12. Morb. I–IV, 13. Aff., 14. Int., 15.–18. Vict. I–IV, 19. Vid. ac., 20. Judic., 21. Flat., 22. Mochl., 23. Oss., 24. Foet. exsect., 25. Prorrh. I, 26. Prorrh. II, 27. Fist., 28. Haem., 29. Coac. Prog., 30. ff. Epistulae und ähnliches (Decret.; Or. ad Ar.; Or. Thess.).

Das Verteilungsschema ist recht deutlich: nr. 1–4 entsprechen den nrr. 54, 55, 57, 58 des Urvaticanus (= Index Vaticanus); man stellte diese Schriften an den Anfang des Kodex und erhielt damit einen Beginn, in dem über Medizin als Kunst, über ärztliche Standesethik usw. gesprochen wurde, offenbar in Anlehnung an den Beginn des Urvaticanus (dort Eid, Gesetz und Aphorismen am Anfang). Gewisse Übereinstimmungen zwischen Aphor. und Hum. mögen dazu beigetragen haben, daß auch Hum. an den Anfang gestellt wurde; daß hiernach Alim. folgt, mag im Stil begründet sein. Mit Ulc. folgen dann bis zur 29. Schrift medizinische Abhandlungen in einer Reihenfolge, die teilweise durch den Urvaticanus vorgezeichnet ist; so stehen dort die nrr. 8–18 eng beisammen. Nicht ganz klar ist die Stellung von Flat.; man hätte die Schrift am Anfang erwartet.

Dieser ursprüngliche Bestand ist dann später angereichert worden – Grund: Trennung der Hss.? – und zwar so, daß man 60 Schriften erhielt. Diese Aufstockung muß schon in einem anderen M-Vorläufer begonnen haben, denn Superf., also eine Schrift, die sich in Va befindet, stand bereits in β (vgl. die Arbeit Lienaus).

c) Der Codex Corsinianus 1410 = C

Das Verdienst, diese Hs. aus der Verborgenheit des Dielsschen Katalogs[68] herausgeholt und in die Mitte der Diskussion über die Hippokratesüberlieferung gestellt zu haben, gebührt A. Rivier, der S. 19 ff. eine detaillierte Beschreibung dieses dem 15. Jh. entstammenden Kodex gibt

[67] 111.
[68] Diels Handschriften II 26.

(Faksimile nach S. 2). Unter vielen, meist sehr späten medizinischen Schriften bietet die Hs. fol. 349 ff. den ersten Teil von Nat. Hom., an den sich ohne besondere Kennzeichnung etwa der zweite Teil von M. S. ab 8,2 παραδέχεσθαι anschließt. Die Gründe für die Zusammenstellung dieser beiden Schrifthälften sind nicht mehr zu eruieren; auf einem beabsichtigten Vorgehen dürfte sie kaum beruhen. Der gebotene Text (von M. S.) ist am besten durch den Hinweis charakterisiert, daß C sich erstens bei etwa 140 Varianten, die ab 8,2 zwischen Θ und M zu zählen sind, zur Hälfte zu Θ stellt, zur anderen zu M. Zweitens bietet die Hs. – von evidenten Fehlern soll hier abgesehen werden – einige Varianten gegen den consensus ΘM, die beachtet werden müssen[69].

Rivier kommt hinsichtlich der Stellung von C zu Θ und M in seinen ausführlichen Untersuchungen zu dem Urteil, daß C und M sich von einer gemeinsamen Vorlage β¹ herleiten lassen; β¹ und Θ seien aus dem Archetypus α abgeschrieben. Ob damit die Stellung dieser Hs. exakt bestimmt ist, muß zweifelhaft sein, besonders dann, wenn man dem Phänomen Beachtung schenkt, daß C nicht nur mit M in Fehlern übereinstimmt, sondern auch mit Θ; und daß zweitens C Lesarten bietet, die weder in M noch in Θ anzutreffen sind[70].

Bindefehler zwischen M und C

Es gibt eine Reihe von Bindefehlern zwischen M und C. 8,6 liest M κακοθεισέων, C κακοθεισῶν. 10,4 ist ἐξαίφνης in MC mit Sicherheit falsch, denn 13,5 wird ausdrücklich betont, daß der Südwind nicht plötzlich, sondern ganz allmählich alles durchdringt. 10,3 steht in M διαχύσιο//, in C διαχύσει (richtig διαχύσιος Θ). 18,2 steht νοσημάτων in M am Rande, in C im Text (τῶν λοιπῶν νοσημάτων). 15,2 stehen in C Fehler (= M-Text) und richtiger Text (= Θ) beisammen: ἀλλὰ καὶ εἰ C: καὶ εἰ M: ἀλλ' αἰεί Θ.

Bindefehler zwischen Θ und C

Neben gemeinsamen Fehlern zwischen M und C finden sich solche zwischen Θ und C. So ist 17,3 πάθους ΘC falsch, denn πάθος kann bei Hippokrates nicht schlechthin „Affekt" bedeuten. Ebenso ist 13,5 λαγανίζει M schon von Erotian gelesen worden (vgl. S. 48); Θ hat jedoch γαληνίζει, C γαληνιάζει. 12,2 ist καὶ vor τοῦ δαιμονίου falsch[71]. Zur Erklärung dieser Beziehungen von C zu M und Θ hat Rivier eine Hs. β angenommen, von der C und M abstammen; β sei Variantenträger gewesen und habe u. a. auch solche Varianten tradiert, die jetzt als Bindefehler zu Θ erscheinen.

69 Dieser Variantengruppe hat Rivier keine Beachtung geschenkt; er hält sie für Konjekturen (mündliche Mitteilung).

70 Erste Stellungnahme gegen Rivier bei Diller, Gnomon 36, 1964, 236–244.

71 Dazu 15,2 γὰρ M Ep: γὰρ om. Θ C.

Mir scheint, daß die durch C aufgeworfenen Probleme zunächst von den erhaltenen Hss. Θ und M. aus zu deuten sind, daß also zu fragen ist, ob nicht der C-Text auf der Grundlage von Θ und M zustande kam.

Bei dem Geschick, mit dem der C-Text konstituiert worden ist, lassen sich allerdings nur wenige Beispiele für eine geschlossene Theoriebildung anführen. Hinweisen läßt sich aber auf 15,2 ἀλλ' αἰεὶ Θ: καὶ εἰ M: ἀλλὰ καὶ εἰ C. Richtig ist der Θ-Text, καὶ εἰ in M dürfte als καὶ αἰεί[72] aufzufassen sein, so daß M bereits eine Weiterentwicklung des ursprünglichen Fehlers καὶ αἰεὶ darstellt. ἀλλὰ καὶ εἰ in C ist dann so zu deuten, daß zu dem korrupten καὶ εἰ das richtige ἀλλὰ aus Θ geschrieben wurde.

Beweiskräftig für die Benutzung von Θ kann allerdings nur ein Fehler sein, der, primär in Θ entstanden, wieder in C erscheint.

Sehr wahrscheinlich trifft das für 14,3 zu: Es lesen Θ: νομώδια κρίνοντες; M: νόμῳ διακρίνοντες (recte); C: νόμῳ κρίνοντες. Das Beispiel stellt sich zu vielen anderen, die man als Mischung des M- und Θ-Textes in C anführen kann. Wichtig aber wird dieses dadurch, daß sich an ihm wahrscheinlich machen läßt, daß der C-Fehler auf ein in Θ bei der Umschrift aus der Majuskel in die Minuskel verursachtes Versehen zurückzuführen ist, das entstanden ist, als ΝΟΜΩΔΙΑΚΡΙΝΟΝΤΕΣ in Θ zu νομώδια κρίνοντες verlesen wurde. Durch ungenaues Lesen meinte C dann, Θ habe νόμῳ κρίνοντες, und änderte danach den M-Text. Man erhält somit einen Hinweis darauf, daß mit der Benutzung von Θ in C stark zu rechnen ist. Für die Textgestaltung bedeutet das, daß der consensus ΘC nicht automatisch als richtig zu gelten hat, ebensowenig wie der zwischen M und C.

Sonderlesarten in C

Das andere Problem ist, wie sich einige Sonderlesarten guter Qualität in dieser Hs. beurteilen lassen. Es handelt sich vor allem um folgende Stellen:

8,3 μή C, coniecit Regenbogen: om. ΘM.
8,7 μελεδανθῶσι C: θεραπευθῶσι ΘM.
11,4 κάκοδμον ὄζοντα C: κακὸν ὄζοντα ΘM.
13,10 τῆς τε ἀνθρωπίνης φύσιος καὶ σφόδρα εἰκὸς κρατεῖν C: om. ΘM.

Die Beurteilung dieser Stellen ist schwierig, wie alles in dieser Hs. 8,3 μή hatte Regenbogen bereits vorgeschlagen[73]; warum sollte das Wort in C nicht ebenfalls eine Konjektur sein?

[72] αἰεί in der Schreibung εἰ im CH noch Nat. Hom. 6,36,13 Li. (28,1 Villaret) ἀεὶ rec. Galen: εἰ MV: om. A – Vet. med. 24.55,13 Hbg. αἰεὶ: om. M: εἰ A. – Richtig ist Θ; zu οὐ – ἀλλά vgl. den Index verborum.

[73] Man sieht an der betreffenden Stelle m. E. nicht ein, warum ein nach beiden Seiten gehender Phlegmafluß dieselben Folgen haben soll wie ein Fluß nach einer Seite, wo doch die Masse des Flusses dadurch um die Hälfte reduziert wird. Da ferner der Fall vorliegt, daß das Phlegma wenig ist, dürfte bei einem Fluß in beide Hauptadern überhaupt keine Schädigung eintreten.

11,4 κάκοδμον ὄζοντα wird man allerdings am besten so erklären, daß κάκοδμον als varia lectio in der Vorlage[74] über κακὸν ὄζοντα geschrieben stand. Gegenüber κακὸν ὄζειν hat κάκοδμος den Vorzug der Seltenheit; dasselbe gilt unbedingt von μελεδανθῶσι[75] gegenüber θεραπευθῶσι. Aber mehr als alle anderen Abweichungen dieser Hs. von ΘM stellt der Zusatz 13,10 vor die Frage, ob in C über den Archetypus α hinausreichendes Material vorliegt oder ob vielmehr alle Sonderlesarten dieser Hs. auf Konjektur beruhen. Für die erste These läßt sich im Zusammenhang mit dem Zusatz 13,10 folgendes sagen:

Die Analyse des 13. Kapitels (vgl. S. 99) zeigt, daß die Ausführungen zur Wirkung des Nord- und Südwindes jeweils in der Feststellung gipfeln, daß diese Winde, wie auf alles, so auch auf den Menschen einen Einfluß ausüben. Dabei kann beobachtet werden, daß die Parallelität der Darlegungen noch überzeugender wird, wenn man den Zusatz des Corsinianus akzeptiert; denn dann ist, was den Wortlaut betrifft, die ἀνθρωπίνη φύσις in Parallele gesetzt zu 13,4 ἄνθρωποι. – Ferner ist bei der Analyse dieses Kapitels zu bemerken, daß die Erörterung der Macht des Südwindes mehr als doppelt so lang wie die des Nordwindes ist. Man wird billig folgern müssen, daß bei diesem Maßstab die Wirkung des Südwindes auf den Menschen mit den in ΘM überlieferten Worten allein nicht entsprechend wirkungsvoll zum Ausdruck gebracht wird, diesem Mangel aber der Text der Corsinianus abhilft.

Ein weiteres Argument darf man aus dem 23. Kapitel von Aer. ableiten. Dort wird in enger gedanklicher und sprachlicher Parallele zu M. S. 13 die Vorstellung ausgedrückt, daß Wetterumschläge auf den Menschen wirken. In der Tat entstehen danach die anthropologischen Unterschiede in Europa διὰ τὰς μεταλλαγὰς τῶν ὡρέων, ὅτι μεγάλαι γίνονται καὶ πυκναί, καὶ θάλπη τε ἰσχυρὰ καὶ χειμῶνες καρτεραί, καὶ ὄμβροι πολλοὶ καὶ αὖτις αὐχμοὶ πολυχρόνιοι καὶ πνεύματα, ἐξ ὧν μεταβολαὶ πολλαὶ καὶ παντοδαπαί· τούτων ε ἰ κ ὸ ς αἰσθάνεσθαι καὶ τὴν γένεσιν ἐν τῇ συμπήξει τοῦ γόνου ἄλλην τε καὶ μὴ τῷ αὐτῷ τὴν αὐτὴν γίνεσθαι ἔν τε τῷ θέρει καὶ τῷ χειμῶνι, μηδὲ ἐν ἐπομβρίῃ καὶ αὐχμῷ (23.75,28 ff. Hbg.). *Wegen der Unterschiede des Klimas, weil diese groß und häufig sind und starke Hitze und heftige Winterkälte, viel Regen und andererseits wieder langdauernde Dürre und Winde auftreten. Daraus ergeben sich viele Schwankungen der verschiedensten Art. Darauf reagiert natürlich auch die Zeugung bei der Zusammenballung des Samens, und sie ist verschieden und auch bei demselben Menschen nicht dieselbe in Sommer und Winter und in regnerischer und dürrer Zeit* (Diller Anfänge 125).

[74] Dazu unten S. 43; vgl. Diller, Gnomon 36, 1964, 242 f.

[75] Vgl. Nadia van Brock, Recherches sur le vocabulaire médical du Grec ancien. Soins et guérison, Paris 1961, 241 f.

Vergleichbar ist Aer. Kap. 16 (70,10 ff. Hbg.). Die Asianoi sind von mildem Wesen; daran sind die Jahreszeiten schuld, denen große Veränderungen (μεταβολαί) fehlen. Deshalb erschrecken die Menschen nicht und erleiden keine körperliche Veränderung, ἀφ' ὅτων εἰκὸς τὴν ὀργὴν ἀγριοῦσθαι. In beiden Sätzen wird die Wirkung mit εἰκός nicht apodiktisch behauptet, sie wird als logischerweise probabel hingestellt. Da nun besonders Kap. 23, soweit zitiert, auch inhaltlich mit M. S. 13 übereinstimmt, wird man um so lieber in M. S. den Text des Corsinianus akzeptieren, als durch diesen auch die sprachliche Parallele hergestellt wird. Da die übrigen Schwierigkeiten dieses Paragraphen (ποιεῖ; Interpunktion nach μεταβάλλειν) in C nicht erkannt worden sind, scheint uns der Satz nicht ein konjekturaler Zusatz in C, sondern in α durch Homoioteleuton (ἐπικρατεῖν – κρατεῖν) ausgefallen zu sein[76].

Viele der für C charakteristischen Merkmale dürften bereits in einer Vorstufe ζ gestanden haben. Wir ziehen diesen Schluß aus der Tatsache, daß in der in C doppelt geschriebenen Partie 12,4 (Fehler durch Homoioteleuton!) auch die varia lectio (φόβου) τοῦ ἐς τὰ πάθη statt τῆς πάθης zweimal zu lesen ist. Man erklärt dies am besten dadurch, daß der Satz mit der abweichenden Lesart in der Vorlage einmal stand, in C dann aber zweimal geschrieben wurde. Auch in dem gleichfalls doppelt geschriebenen Satz 18,5 steht zweimal die falsa lectio τρέχειν. Auch hier bietet sich dieselbe Erklärung an.

2. Die codices recentiores. Abhängigkeit und Unterteilung

Die codices recentiores (hier Hss. vom 13. bis 16. Jahrhundert) sind in einer Reihe von Arbeiten untersucht worden, die auf das Ganze

[76] Mit C Vergleichbares findet sich z. B. in der von Vilborg aufgearbeiteten Überlieferung des Achilles Tatius. Wie C zwischen Θ und M, so vermittelt dort die Hs. F aus dem 13. (!) Jh. zwischen den beiden Hss.-Familien α und β (Vilborg LXVII ff.). In 149 Fällen steht F zu α, dem minderwertigeren Zweig, und 160mal zu β. Darüber hinaus zeigt der Text eine stattliche Zahl von Sonderlesarten (etwa 200), die zu einem offenbar geringen Teil besser sind als der consensus von α und β. Vilborg (LXX) hält es für wahrscheinlich, daß F einen dritten Zweig der Überlieferung darstellt (Stemma LXXII; dieses ist problematisch, denn F dürfte sowohl die α- wie auch die β-Familie selbst gekannt haben. Bindefehler mit beiden sind zahlreich). F ist unserem C auch darin vergleichbar, daß es den Text nur zur Hälfte bietet (desinit IV 4,4; der Roman umfaßt 8 Bücher). – Des weiteren sei kurz auf die Heliodorüberlieferung hingewiesen. Auch hier bestehen zwei Familien, die durch eine dritte ergänzt werden: Colonna weist XXXIX auf den Satz ὡς χλευάσασαν ταῖς ἐπαγγελίαις καὶ διαψευσαμένην hin, der VII 23,15–16 durch Homoioteleuton in den beiden Hauptgruppen ausgefallen ist, in jüngeren Hss. aber erhalten blieb. (Stemma LIX, nicht weniger problematisch als dasjenige zu Achilles Tatius; die vielen Majuskelfehler der Hauptgruppen weisen darauf hin, daß beide auf getrennte Umschriften zurückgehen; Colonna dagegen rechnet mit Minuskelkodex als Archetypus.)

gesehen zu durchaus übereinstimmenden Ergebnissen geführt haben[77]. Das betrifft vor allem die Feststellung, daß alle hier zu nennenden Hss. direkt oder indirekt von M abhängen.

Grundsätzlich sind diese Hss. in vier Gruppen einzuteilen.

S 1. Die erste wird vom Ambrosianus 187 s. XVI. = S gebildet. Diese Hs. ist direkt aus M abgeschrieben und hat keine Beziehungen zu anderen Hss.

2. Die zweite Gruppe bilden die alten Teile des Parisinus gr. 2142
H s. XIII. = H und dessen Apographon Hauniensis ant. fund.
Haun reg. 224 s. XVI. = Haun. Es ist zu beachten, daß H aus einem
H(a) älteren Teil H(a)[78], der dem 13. Jahrhundert angehört, und einem
H(b) jüngeren Teil H(b) besteht, der in das 14. Jahrhundert datiert wird. Stemmatologisch sind beide Teile durchaus verschieden einzuordnen. H(a), zu dem auch M. S. gehört, leitet sich ohne deutliche Beziehungen zu anderen Hss.-Gruppen von M her, während H(b) starke Beziehungen zu der gleich zu erwähnenden dritten Gruppe aufweist. Offenbar ist die ursprüngliche Hs. schon im 14. Jahrhundert so stark beschädigt gewesen, daß mehrere Lagen ergänzt werden mußten. Man zog dazu eine Hs. (σ, siehe unten) heran, deren Textredaktion stark von dem ursprünglichen H (= M-Text!) abwich, dagegen nahe Beziehungen zu R und damit der dritten Gruppe aufwies.

3. Die dritte Gruppe wird gebildet vom Vatic. gr. 277 s. XIV.
R = R und den sich davon herleitenden Hss. Urbinas gr. 68 s.
U, E XIV. = U und den Parisini gr. 2255 s. XV. = E und 2332 s.
X XV. = X. Durch den Vergleich mit der jüngeren Überlieferung
σ von H ist es dabei möglich gewesen, die obenerwähnte Hs. σ zu erschließen, die die gemeinsame Vorlage von R und H(b) gewesen sein muß. Es ist ebenfalls gesichert, daß U aus R, E aus U, X aus E abgeschrieben wurden.

4. Die vierte Gruppe wird von dem Parisinus gr. 2140 s. XIV.
I ineuntis = I angeführt. I hat 10,2 ἐπικαταρρεῖ bis 10,4 einschließlich ποιεῖται ausgelassen (Ausfall durch Homoioteleuton nach ἐπικαταρρεῖ; Rivier 114; dazu oben S. 34). Dieselbe Lücke weisen auf
G, J, F die Parisini gr. 2141 s. XV. = G, 2143 s. XV. = J, 2144 s. XIV.
K, Z = F, 2145 s. XV. = K, 2148 s. XVI. = Z, ferner der Baroccianus 204

[77] Zu nennen sind hier die Arbeiten von Polack, Preiser, Poeppel, Rivier und meine Ausgabe von Oct.

[78] Die älteren Partien stehen foll. 46, 49, 55–58, 80–308.

O, Mon s. XIV. = O, der Monacensis gr. 71 s. XV. = Mon, der Lauren-
L, W tianus plut. 74,1 s. XV. = L, der Vatic. gr. 278 s. XVI. = W, der
Cant. Cantabrigiensis 50(27) s. XVI. = Cant. und der Mutinensis
Mut. Estensis gr. 220 s. XVI. = Mut.

Mon und Cant. gelten als direkte Abschriften von I; J, L, W bilden eine Abteilung für sich; G gilt als Abschrift von F, Mut. und Z als Kopien von G. Umstritten ist die Einordnung von O und K; beide Hss. sind kontaminiert.

Während diese Gruppen ein jeweils eigenes Gepräge zeigen, bestehen doch gerade zwischen der dritten und vierten Gruppe deutliche Beziehungen. So finden sich z. B. zwischen R und I folgende Bindefehler (Rivier 110):

1,4 ἀπορίην R I : εὐπορίην M Θ
13,11 μεταβολῆσι R I : μεταλλαγῆσι M Θ
17,3 ἄλσιν R I : ἄσην M Θ.

Es ist bislang unentschieden, wie die Abhängigkeitsverhältnisse, die in diesen Fehlern zum Ausdruck kommen, erklärt werden müssen. Die Entscheidung muß zwischen zwei Möglichkeiten fallen. Entweder stammen R und I von einer dritten, verlorenen Hs. ab; für diese Möglichkeit haben sich Preiser, Poeppel und mit Zweifeln Rivier (111, mit Anm. 2) entschieden. Oder das jüngere R ist indirekt über σ von I abhängig, wobei eine weitere Hs. zur Korrektur von σ-Fehlern herangezogen wurde. Für diesen Weg hat sich zuerst Polack ausgesprochen, er hat sich auch in Oct. als möglich erwiesen, Rivier zieht ihn wenigstens in Erwägung.

Wir haben oben gesehen, daß R selbst von einer mit Hilfe von H(b) zu erschließenden Hs. σ abstammt. Das bedeutet, daß in Schriften, bei denen das jüngere H(b) und nicht das ältere H(a) vorliegt, sich unser Problem dahin formulieren läßt, wie sich σ, d. h. der consensus H(b) R, zu I verhält. Es wird sich dabei leicht feststellen lassen, inwiefern R noch anderes Material herangezogen hat; das ist in allen Fällen sicher, in denen R gegen H(b) I steht und sich Textergänzungen in R nicht durch Konjektur erklären lassen. Mit anderen Worten: Die Textredaktion und damit die Abhängigkeit von R läßt sich nur mit Hilfe von H(b) beschreiben, während diese nicht exakt bestimmt werden kann, wenn H(a) vorliegt. Eine Klärung kann nur die Sichtung weiteren Materials bringen.

Von der Überlieferung unseres Textes her gesehen ist es allerdings nicht anders möglich, als eine gemeinsame Vorlage (ξ nach Preiser, ε nach Rivier) für R und I anzusetzen; denn R teilt nicht die große Lücke in Kap. 10,2–4; ob R an dieser Stelle kontaminiert ist, muß offengelassen werden.

3. Stemma zur handschriftlichen Überlieferung von M. S.

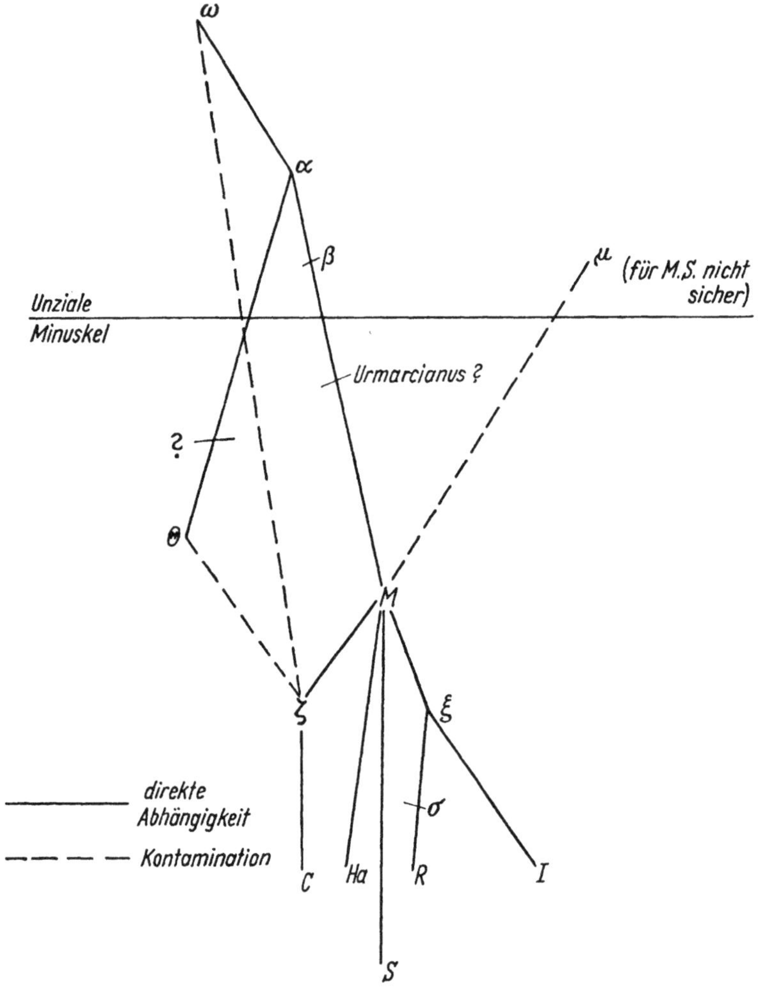

II. Die indirekte Überlieferung

1. Die Lemmata des Erotian-Glossars

Erotian[79] hat im ersten nachchristlichen Jh. Erklärungen zu ungebräuchlich gewordenen Wörtern der hippokratischen Sammlung geschrieben. Die Schrift περὶ ἱερᾶς νούσου führt er unter den αἰτιολογικά und φυσικά

[79] Vgl. RE VI I, 1907, 544 (Cohn).

(S. 9 N.) auf. Unter den Lemmata finden sich folgende, die M. S. zuzuordnen sind[80]:

A 44 = 1,8 ἀναΐσσοντας· ἀνορμῶντας, ἀΐσσειν γὰρ τὸ ὁρμᾶν λέγεται.

45 = 1,10 ἀλαζόνες. εἴρηται παρὰ τὸ ἀπὸ ἄλης ζῆν. ἄλη δὲ ἡ πλάνη, καὶ ἀλήτην τὸν πλανήτην. λέγονται δ' οὕτω καὶ οἱ ψεῦσται.

46 = ? ἀνταῖον θεόν· τὸν βλάβης ὑπονοούμενον αἴτιον ἔσεσθαι ἀνθρώποις. ἀνταῖον δ' ἐκάλουν οἱ παλαιοὶ τὸν † σώφρονα †, ὡς καὶ Σοφοκλῆς ἐν Κλυταιμήστρᾳ λέγων·

τὸν δὲ ἀνταῖον περιδινέοντα οὐχ ὁρᾶτε |
καὶ δεῖμα προσπαίοντα[81] ἀνταίας θεοῦ. (Soph. frg. 311 N.)

Zur Zuordnung des in unseren Texten nicht vorhandenen Lemmas vgl. den textkr. Anhang zu 1,38.

47 = 1,40 ἀλάστορες· Βακχεῖος μὲν ἐν πρώτῳ φονεῖς φησιν † ἐκ τῆς Εὐριπίδου Μελανίππης λέγοντος ἴσως †·

† ἀλάστορας οὐκ ἐτόλμησε κτανεῖν. (Eurip. frg. 513 N.)

ἔνιοι δὲ τοὺς ἀνόσιόν τι καὶ μιαρὸν εἰργασμένους, κἂν μὴ ὦσι φονεῖς, οἷον ἄλητά τινα καθ' ὁδοὺς διαπραττόμενοι παρὰ τὸ ἀλιτεῖν καλοῦνται, ὅπερ ἐστὶν ἁμαρτεῖν[81a].

K 55 = 15,2 κεκρᾶκται· φωνητικοὶ καὶ κραύγασοι.

O 14 = 1,15 ὀτίδος· ὀρνέου εἶδός ἐστιν, ὅ τινες ὠτίδα καλοῦσιν.

Π 31 = 1,11 παραμπεχόμενοι· παρακαλυπτόμενοι. εἴρηται δὲ παρὰ τὴν ἀμπεχόνην, ἥτις ἐστὶ παρακάλυψις.

Φ 9 = 13,11 φλυδᾶν· διαχεῖσθαι καὶ διαπηδᾶν καὶ διαπίπτειν.

Ω 3 = 1,15 ὠτίδος· καὶ ὀτίδος. ἑκατέρως γὰρ γράφεται. ἔστι δὲ ὀρνέου εἶδος, ὃ πλεῖστον μάλιστα ἐν Θράκῃ καὶ Μακεδονίᾳ εὑρίσκεται. Vgl. O 14.

Einige Lemmata, die sich jetzt nicht mehr in dem im Laufe der Jahrhunderte verkürzten Glossar finden, waren den Schreibern der mittelalterlichen Hss. noch greifbar. Nachmanson (S. 108 f.) hat diejenigen Lemmata, als deren Quelle er M. S. ansah, als Nr. 33–35 aufgeführt. Nr. 33 gehört aber nicht zu M. S., sondern zu Prog.[82]. In den Ausführungen dazu ist jedoch ein Zitat aus M. S. 1,2 erhalten (S. 109, 7 ff. N.):

οὐδέν τί μοι τῶν ἄλλων νούσων δοκέει θειοτέρη εἶναι οὐδ' ἱερωτέρη, ἀλλὰ φύσιν ἔχει ἣν καὶ τὰ λοιπὰ νοσήματα.

nr. 34 = 1,33 βρυχῶνται· βαρὺ καὶ ἀσαφὲς καὶ ἀδιάρθρωτον φθέγγωνται.

80 Zitiert nach der Ausgabe von Nachmanson. M 8 μεμιασμένον (sc. πνεῦμα)· λοιμῶδες γεγονός gehört wegen des Interpretaments zu Flat. 5.94,4 Hbg.

81 προσπέοντα codd.; προσπαίοντα Nauck; προσπνέοντ' ἀπ' Burges.

81a Max Wellmann, Hippokratesglossare. Quellen Gesch.Naturw.Med. 2, Berlin 1931, 40 und 83 liest: ... διαπραττομένους (so auch K. Strecker, Hermes 26, 1891, 298) παρὰ τὸ ἀλιτεῖν καλοῦσι.

82 H. Schöne, Rhein. Mus. 73, 1924, 140–144.

nr. 35 = 13,5 λ α γ α ν ί ζ ε ι· ἀρωματίζει (χρωματίζει codd.: corr. Kind, Hermes 72, 1937, 368). λάγανον γὰρ εἶδος πλακοῦντος (vgl. S. 107).

2. Die Lemmata des Galen-Glossars

XIX 74,6 Kühn = 1,40 ἀ λ ά σ τ ο ρ ε ς· αὐτοί τε οἱ ἄνθρωποι οἱ τὰ ἄλῃστα ἐργασάμενοι καὶ οἱ τιμωροὶ αὐτῶν δαίμονες[83].

127,8 ff. = 1,15 ὀ τ ί δ ο ς· τοῦ ὀρνέου ὃ Ἀριστοτέλης ὠτίδα διὰ τοῦ ω καλεῖ, Ξενοφῶν δὲ ἐν τῷ πρώτῳ Κύρου ἀναβάσεως ὀτίδα διὰ τοῦ ο γράφει.

3. Testimonien aus den Schriften Galens

a) Galen nach dem Marcianus Venetus 269 fol. 84 v erste Spalte: οὐ γνήσιον Ἱπποκράτους, ἀξιολόγου δὲ ἀνδρός φησι ὁ Γαληνὸς καὶ κατὰ τὴν ἑρμήνειαν καὶ κατὰ τὴν διάνοιαν, Ἱπποκράτους δὲ οὐδὲν ἐν αὐτῷ οὔτε κατὰ τὸν τρόπον τῆς ἑρμηνείας οὔτε κατὰ τὸ τῆς διανοίας ἀκριβές. *Galen sagt, die Schrift gehöre nicht zu den echten des Hippokrates, sei aber hinsichtlich des Stils wie auch der Gedanken von einem bemerkenswerten Mann. Von Hippokrates sei aber nichts darin, weder nach der Art des Stils noch hinsichtlich der gedanklichen Schärfe.*

b) In Hippocratis Epidemiarum librum VI. commentaria I–VIII ediderunt Ernst Wenkebach/Franz Pfaff. CMG V 10,2,2. 348,19 ff.: ἱερὰν δὲ νόσον ἔνιοι κατὰ ψευδῆ δόξαν ὠνόμασαν, ὡς κἀν τῷ Περὶ τῆς ἱερῆς νούσου συγγράμματι δεδήλωται.

c) In Hippocratis Prognosticum commentaria tria edidit Josephus Heeg. CMG V 9,2. 206,13 ff.: ἐν δὲ τῷ Περὶ ἱερῆς νόσου καὶ πλείω γέγραπται πρὸς ἔλεγχον τῶν οἰομένων ὑπὸ θεῶν γίνεσθαι νοσήματα.

d) In Hippocratis de articulis commentaria I 26. XVIII A 356,6 ff. Kühn πρόβατα νῦν εἶπεν ἅπαντα τὰ βοσκήματα, καθάπερ ἐν τῷ Περὶ ἱρῆς νόσου γέγραπται κατὰ λέξιν οὕτως · ο ὐ κ ἔ σ τ ι ν ἄ λ λ ο π ρ ό β α τ ο ν ο ὐ δ ὲ ν ἢ β ό ε ς κ α ὶ α ἶ γ ε ς (vgl. 1,22)[84a].

4. Herodotus (2. Hälfte des ersten Jhdts. n. Chr.[84])

Διάγνωσις περὶ τῶν ὀξέων καὶ χρονίων νοσημάτων S. 77,6 (Gründe der Epilepsie): Ἱπποκράτης δὲ ὑγροῦ φλέγματος · ἐμπιπλᾶσθαι δέ φησιν ὑγρῶν

[83] Kühnscher Text nach den Hss. verbessert.

[84] Text nach R. Fuchs: Aus Themisons Werk über die acuten und chronischen Krankheiten. Rhein. Mus. 58, 1903, 67–114. Zu Herodotus: M. Wellmann, Hermes 40, 1905, 580–604.

[84a] Mitgeteilt von K. Schubring.

πάντα (vgl. Kap. 5 und 11,2), ἀποκλείεσθαι δὲ τὸ ψυχικὸν πνεῦμα καὶ οὐ πάντη πληρουμένων τῶν νεύρων ὑπ' αὐτοῦ δι' ὧνπερ τὰ μέλη ἐκινεῖτο (7,6). τῇ δὲ διὰ τούτων ἐκδρομῇ τοῦ πνεύματος τὴν πρόκοψιν γίνεσθαι ἔφη καὶ τὴν συνολκὴν καὶ τὸν σπασμόν (7,12). τὸ δὲ πάθος ὀξὺ γίνεσθαι ἤτοι παρὰ τὸ πολλὴν εἶναι τὴν ἐνοχλοῦσαν ὕλην ὡς ἐγκαταπνίγειν τὸ θερμὸν (7,13) ἢ παρὰ τὴν τοῦ σώματος ἀτονίαν (9,3) ὡς μὴ δύνασθαι τοῖς σπασμοῖς ἀντιτάξασθαι, ἀλλὰ φθάσαι ἀπαυδήσαντα.

5. Theodoretus (1. Hälfte des 5. Jhdts. n. Chr.) Graecarum affectionum curatio 5,22 (vgl. Diels Doxographi 391 b)

Ἱπποκράτης μὲν γὰρ καὶ Δημόκριτος καὶ Πλάτων ἐν ἐγκεφάλῳ τοῦτο (sc. τὸ ἡγεμονικόν) ἱδρῦσθαι εἰρήκασιν[85].

6. Der 19. hippokratische Brief

Im 19. hippokratischen Brief (9,384,4 ff. Li. = 23,1 Putzger) ist die Partie M. S. 14,6 μαινόμεθα bis 15,7 πέπαυται mit zwei weiteren Auszügen aus Epid. VII 85 und 86, die den Abschluß bilden, zu einem Περὶ μανίης λόγος vereinigt worden. Der Exzerptor folgte bis 15,3 φόβοι dem Wortlaut der Vorlage recht genau, danach entfernte er sich stark von dem Text, offenbar veranlaßt durch den ihm ungeeignet erscheinenden Stil der Partie. Dieses Zeugnis dürfte in das erste vorchristliche Jh. gehören (R. Philippson 293 ff.).

7. Tertullianus De anima 15 (vgl. Diels Doxographi 203a)

Ut neque (putes) in cerebro cubare (animam) secundum Hippocratem.

8. Caelius Aurelianus chron. 1,131

Hippocrates de epilepsia scribens communiter ait: „quisquis in humano corpore agnoverit siccandi vel humectandi aut frigidandi vel calefaciendi causas, idem etiam istius passionis poterit videre rationem“. et neque quomodo neque ex quibus neque quando vel quousque haec fieri debeant tradere curavit (vgl. M. S. 18,5).

[85] Der bei Pseudo-Galen Defin. medic. XIX 449 f. Kühn „aus Hippokrates“ zitierte Satz ἡ γὰρ γονὴ πανταχόθεν ἔρχεται τοῦ σώματος, ἀπὸ μὲν τῶν ὑγιῶν ὑγιής, ἀπὸ δὲ τῶν νοσερῶν νοσερά (Kühnscher Text nach den Hss. verbessert) gehört zu Aer. 14.69,15 Hbg. wegen πανταχόθεν; M. S. 2,5 liest dafür πάντοθεν.

C. Zusammenstellung charakteristischer Fehler der handschriftlichen Überlieferung

1. Allgemeine orthographische Erscheinungen

Die Aussprache der byzantinischen Schreiber hat häufig dazu geführt, daß das ursprüngliche Schriftbild verändert wurde. Dieses gilt besonders für die mehrdeutigen Vokale i (ι, η, ει, οι), e (ε, αι) und o (ο, ω). Verschreibungen sind in allen drei Hss. recht häufig, besonders aber in Θ. Diese Fehler sind nur dort angegeben worden, wo über die ursprüngliche Lesart Zweifel bestehen konnte.

2 a) Das Ny paragogicum (ν ἐφελκυστικόν)

Die Verwendung des ν paragogicum ist in Θ und C genau geregelt: Es steht vor Vokal und fehlt vor Konsonant. Recht häufig sind die Abweichungen von dieser Regel in M. Sie wurden nicht notiert, da M hier vermutlich die Überlieferung verändert hat.

2 b) μέχρι, μέχρις (ἄχρις)

M schreibt immer μέχρις, vor Vokal und vor Konsonant. Θ C schreiben 15,3 μέχρι ἀπέλθῃ; 6,3 μέχρις κρατηθῇ M: ἄχρι κρ. Θ; 1,8 μέχρι ἐπεγ. Θ.

2 c) οὕτω, οὕτως

οὕτως steht gewöhnlich vor Vokal, οὕτω vor Konsonant. Abweichungen: 13,12 οὕτως τούς Θ; 17,9 οὕτως καί C.

3. Isolierung des Praefix (ἐν, συν) in Θ

Charakteristisch in Θ ist die Behandlung der Praeverba ἐν, συν, die häufig unassimiliert erscheinen. So 1,42 μηδὲν βήσεται (sic); 7,12 ἐνποιεῖ; 9,2 ἐνγίνεται.

Ausnahmen: 1,24 ἐγχειρέουσιν; 12,1 ἐγκαλύπτεται; 7,1 συσπῶνται; 7,5 συμβάλλεται; 7,6 idem.

4. Formenlehre

a) *Deklination der Nomina.*

Abstrakta auf –είη, –ίη. Es steht 14,3 ἀηδίη, obwohl ἀηδείη erwartet wird (Suffixübertragung: Rüst 48). Dazu 14,4 ἀηθίη (ΘΜ, siehe den textkr. Apparat). 17,4 ἀσθενίην Θ, ἀσθενείην M, ἀσθένειαν C. In Θ drückt sich die allgemeine Unsicherheit in der Schreibung der i-Laute aus.

Kontrakta der 2. Deklination. κατάρροος ist in ΘM fast immer unkontrahiert. Ausnahme: 6,1 κατάρρους M. C bringt dagegen kontrahierte Formen, die nicht angegeben werden.

Der Dativ Plural der 2. Deklination. –οισι(ν) gilt als jonische Normalform, sie überwiegt auch in unseren Hss. In Θ findet sich jedoch recht häufig –οις, vornehmlich, wenn das folgende Wort mit Vokal beginnt, so 1,27 αὐτοῖς ἁγνείας 1,30 αὐτοῖς ἐῶσιν 1,40 τοιούτοις ὥσπερ 3,2 ζώοις ἅπασι 5,7 παιδίοις ἐοῦσιν 8,7 τοῖς ἐπιτηδείοισι 9,3 πρεσβυτάτοις ὅταν 10,1 τοῖς ἀριστεροῖς ὅτι 10,2 οἷς ἂν 11,3 γινομένοις ὑπὸ 13,2 ἀλλήλοις ἐναντιώτατα 17,10 τοῖς ἀπείροισιν 18,3 τοῖς αὐτοῖσι.

Jedoch kennt Θ auch –οισιν vor Vokal: 1,25 τούτοισιν ἐπιγ. 1,25 τοῖσιν ἀνθρώποισι 3,2 τοῖσιν ἄλλοισι 8,8 παιδίοισιν οὕτω 10,7 παιδίοισιν αὗται 11,1 νοτίοισιν ἤ τε 13,1 νοτίοισιν ἔπειτα, βορείοισιν ἔπειτα 17,10 ἀπείροισιν αὕτη 18,3 τούτοισιν ἀφ'.

Vor Konsonant steht –οις in Θ: 1,27 αὐτοῖς τοῦ 5,9 αὐτοῖς προέρχεται 13,6 οἷς τι 14,3 τοῖς καιροῖς διαγινώσκοντες.

M liest 1,30 αὐτοῖς εἰσίν.

3. *Deklination. Stämme auf* ι. Statt des Genitivs auf –ιος bringt Θ folgende Attizismen: 10,3 διαχύσεως, ψύξεως; 17,8 φρονήσεως.

b) *Verba contracta.*

Verben auf –ά ω.

Kontraktion überwiegt. Offene Formen finden sich nur in M, bei Übergang von a zu e vor o-Laut. So 1,27 μηχανεύμενοι M, μηχανώμενοι Θ; 1,32 τεχνέονται M, τεχνῶνται Θ; 1,7 ὁρέω M, ὁρῶ Θ; 15,6 ὁρέων M, ὁρῶν ΘC; 1,39 χρέονται M, χρῶνται Θ.

1,27 steht ἐξαπατέουσι M, –τῶσι Θ (nach der e-Konjugation? Vgl. LSJ s. v.).

Verben auf –ό ω.

Es erscheinen nur kontrahierte Formen.

Verben auf –έ ω.

Kontraktion von εε, εει. Selten stimmen die Hss. in der Überlieferung kontrahierter Formen überein, nämlich 18,4 δεῖ; dazu ἔδει 2,7; 10,4 πλημμύρειν (sic) M, –ρεῖν C, πλημυρην (sic) Θ; 11,2 πλημμυρεῖ MC, πλημυρεῖ Θ. ΘM bringen 35 unkontrahierte Fälle; C schließt sich meistens MΘ in der Kontraktionslosigkeit an. Ausnahmen: 10,5 ἐπικαταρρεῖ; 10,11 idem; dazu κρατεῖ; 11,7 κρατεῖται; 14,6 κινεῖσθαι. Zahlreich sind die Fälle, in denen Schwankungen zwischen Θ und M (und C) festzustellen sind. Meistens bietet Θ die geschlossene Form, C schwankt zwischen Θ und M. Die Beispiele: 1,30 δυσσεβεῖν Θ, –έειν M; 7,1 ῥεῖ Θ, ἐκρέει M; 8,6 ἐπικατάρρειν (sic) Θ, παραρρέειν M; 10,1 καταρρεῖ ΘC, –έει M; 10,2 ἐπικαταρρεῖ Θ, –έει MC; 10,3 idem ΘC, –έει M; 13,5 διαχεῖν ΘC, –χέειν M; 13,5 πνεῖ Θ, πνέει MC; 16,4 ἀφικνεῖται ΘC, ἀπικνέεται M; 16,5 ἀφικνεῖτο Θ, –εῖται C, ἀπικνέετο M.

Die Vorliebe in M für offene Formen drückt sich auch aus 3,2 διαιρέει M f. l., διείργει Θ. Ferner in der Zerdehnung des Aoristes 1,21 φαγέειν M, -εῖν Θ; 10,9 παθέειν M, -εῖν ΘC. – 1,29 καθαιρέειν M, κατάγειν Θ dürfte κατάγειν zu lesen sein. Nur zweimal zeigt M gegenüber Θ die kontrahierte Form: 15,7 ἐπινοεῖ M (f. l. für ἐπινοῇ), -έει C, -έῃι Θ; 17,2 νοεῖν M, - έειν ΘC.

Die Kontraktion von ε ο, ε ο υ.

εο ist zumeist unkontrahiert (achtmal). Hierher gehört auch 7,8 διαχεομένου Θ (recte), διαδεχομένου M, was das richtige διαχεομένου voraussetzt. 14,2 (ἐν)νοέομεν MC, fehlt Θ; 14,4 liest C παραφρονοῦμεν, ΘM – έομεν. Kontraktion von εο zu ευ ist selten: 1,7 ποιέοντας M, -εῦντας Θ; 14,2 φρονέομεν ΘC, – εῦμεν M; ferner 14,4 ἱκνούμεναι MC, – εύμεναι Θ[86].

Ebenso bleibt εου zumeist unkontrahiert (siebenmal).

Ausnahmen: 1,6 δοκοῦσιν Θ; 16,2 ὑπηρετοῦσι in M (dafür πρήσσουσι Θ; C hat ὑπηρετέουσι). Kontraktion von εου zu ευ kommt nicht vor.

Kontraktion von εω: 1,22 δοκέω ΘM (ὀρέων, ὀρέω siehe oben Kontraktion von αω)[87].

c) *Der Konjunktiv von* ε ἶ ν α ι. Die 3. Pers. Sing. lautet in Θ immer ᾖι, in M immer ἔῃ, was sicher eine Eigentümlichkeit von M darstellt (Aer. kennt in der Mehrzahl ᾖ).

Das Verbum substantivum (ἐόντ –, ὄντ –). ἐόντ – herrscht vor. Einzige Ausnahme ist 10,4 ἀσθενέοντα M, ἀσθενέα ὄντα ΘC.

5. Verschiedenes

α ἰ ε ί / ἀ ε ί : 3,2 ἐεί Θ, ἀεί M; 15,2 ἀλλ' αἰεί Θ, καὶ εἰ (< καὶ αἰεί?) M.

τ ὰ ἄ λ λ α, τ ἄ λ λ α : τἄλλα in ΘM 1,29; τὰ ἄλλα in ΘM 5,2; dazu 1,32 τἄλλα Θ, ἄλλα M; 13,3 τἄλλα Θ, τὰ ἄλλα MC; 13,9 τἄλλα Θ, τὰ MC. In allen anderen Fällen (2,1.2.4) τἄλλα in Θ, τὰ ἄλλα in M.

ἀ ν ι ᾶ σ θ α ι : 15,4 ἀνιᾶται Θ, M ante correct.: ἀνη///ται M; 17,3 ἀνιαθείη M: om. Θ.

ἀ ν τ ί ο ς / ἐ ν α ν τ ί ο ς : 1,41 ταντία Θ, ταναντία M; 13,5 ταντία Θ, τὰ ἐναντία M; 13,2 ἀλλήλοις ἐναντιώτατα Θ, ἀλλήλοισι ἐναντ. M (= ἀλλήλοισιν ἀντιώτατα?).

ε ἵ ν ε κ ε ν / ε ἵ ν ε κ α : 1,5 τούτου εἵνεκεν Θ, καὶ οὐχι ἓν M; 1,20 εἵνεκα Θ, εἵνεκεν M.

ε ἴ ω θ α / ἔ ω θ α : 7,8.11 εἰώθει M, ἐώθει Θ; 14,5 εἰώθει ΘM.

86 Vgl. 2,2 ὅτευ Θ, ὅτου M.

87 Zu εω vgl. 1,34 ποσιδέωνα Θ, ποσειδῶνα M; 3,1σαφέως M, σάφα Θ (10,5 ταχέως ΘMC, 15,2 συνεχέως CM); 3,1 ὁτέῳ M, ὅτῳ Θ; 4,1 ἡμέων M, ἡμῖν Θ; 8,6 κακοθεισέων M, κακωθεισῶν Θ; 13,5 ξυνεστεῶτα MC, συνεστηκότα Θ; 14,4 καθεστεώτων M, – εστώτων Θ (καθεστηκότων C); 7,1 und 7,4 τουτέων (τῶν φλεβῶν, ὁδῶν) M, τούτων Θ.

ἐ ς / ε ἱ ς : ἐς ist in allen Hss. häufiger als εἰς. Ausnahmen sind lediglich 1,41; 3,3; 3,5; 7,6; 17,3 in M und 16,5 εἰς τὸ σῶμα Θ. In beiden Hss. steht außerdem εἰς 8,7; 10,8 (C liest hier ἐς). Auch als Praeverb steht ἐσ – in Θ 1,46; 7,6; 7,10; 7,11 (jeweils ἐσιέναι), während M hier immer εἰσ – hat. 4,1 liest M ἐσαγόμεθα, Θ ἐπαγόμεθα.

θάλασσα: 1,29; 1,42; 13,6. Ausnahme: 13,3 θαλάττης Θ, θαλάσσης M.

ἰ ᾶ σ θ α ι / ἰ ῆ σ θ α ι : 1,23 ἰᾶται Θ, ἰῆται M; 1,24 ἰᾶσθαι Θ, ἰῆ – M; 13,13 ἰᾶσθαι Θ, ἰῆ – M. Dazu ἴησις 1,4.12 ΘM; ἰάσιμος 11,6 Θ, ἰήσιμος M; ἰατός 2,3 M in mg., ἰητός ΘM; ἰητρόν 18,4 ΘM.

ἱ ρ ό ς / ἱ ε ρ ό ς : 1,1 ἱερῆς νούσου ΘM; 1,5 ειρα (sic) νοσήματα Θ, ἱερὰ νοσ. M; 1,5 loc. post. ἵρα Θ, ἱερὰ M; 1,6 ἱροί Θ, ἱεροί M; 1,11 ἱρόν Θ, ἱερόν M; 1,24 ἱρά Θ, ἱερά M; 18,1 ἱερή (νοῦσος) ΘMC. – 1,43 τὰ ἱερά ΘM; 1,46 των ιρων Θ, τῶν ἱερῶν M. Dazu 1,10 ἱρώσαντες Θ, ἀφιερώσαντες M.

κ ε ῖ ν ο ς / ἐ κ ε ῖ ν ο ς : 4,2 ἐκεῖνο ΘM; 5,5 κεῖνο Θ, ἐκεῖνος M; 9,5 κεῖνα Θ, ἐκεῖνα M.

ο ἷ ο ς / ὁ π ο ῖ ο ς / ὁ κ ο ῖ ο ς : 14,6 οἷα M Ep., ὁποῖα Θ, ὁκοῖα C; 16,2 οἷα M, οἱ (id est οἷ') Θ, ὁκοῖα C.

ὄ ν ο μ α / ο ὔ ν ο μ α : 17,1 und 5 οὔνομα ΘC: ὄνομα M.

ὅ π η / ὅ π ο υ / π ο υ : Hiervon sind keine κ-Formen überliefert.

ὅ π ω ς / ὅ κ ω ς : Θ bringt nur π –, M nur κ-Formen[88].

ὅ σ ο ς / ὁ κ ό σ ο ς (ὁπόσος kommt nicht vor): 1,10 ὁκόσοι M, οὗτοι δὲ καὶ Θ; 1,38 οἷσι Θ, ὁκόσα M; 5,7 οἷσι Θ, ὁκόσοισι M; 8,1 idem; 6,3 ὅσον Θ, om. M; 7,5 ὅσον ΘM; 7,11 idem; 8,7 οἷσι Θ, ὁκόσοισι M; 12,1 ὅσοι Θ, ὁκόσοι M; 13,2 ὅσα M, om. Θ; 13,6 ὅσα ΘM; 13,8 ὅσα Θ, ὁκόσα M. – Θ kennt also keine κ-Formen.

ὅ τ α ν / ὁ κ ό τ α ν / ὁ π ό τ α ν : Θ kennt nicht ὁκόταν, M nicht ὁπόταν. ὅταν in M 14,5 und 15,5. ὁπόταν steht in Θ als ὅποι ἂν 7,13 und 11,6, als ὁπόταν 7,15. In allen anderen Fällen steht in Θ ὅταν, in M ὁκόταν.

ο ὐ δ έ ν / ο ὐ θ έ ν : M schreibt zuweilen οὐθέν, und zwar 1,42; 7,5; 13,13. Dazu μηθέν 5,9 (bis).

ο ὖ ς , ὠ τ ό ς / ο ὔ α τ ο ς : 5,5 ὠτός Θ, οὔατος M; 5,7 ὦτα Θ, οὔατα M; 16,2 ὦτα Θ, οὔατα M; 17,5 ὦτα ΘM.

ο ὗ τ ο ς , τ ο ύ τ ο υ / τ ο υ τ έ ο υ : Formen wie τουτέου sind in M. S. selten: 17,8 τουτέων M, τούτων Θ; 13,5 τουτέῳ CΘ, τούτῳ M; 1,8 ταυτέους Θ.

π λ έ ο ν / π λ ε ῖ ο ν : in Θ steht 1,27 πλεῖον, sonst immer πλέον. M hat 1,27; 6,4; 13,6 πλε –, sonst (1,10; 5,3; 10,1) πλει –. 5,4 steht πλέην Θ, πλείην M.

[88] Einen Einblick in die Manipulationen des Hippokratestextes kann vielleicht folgende Korruptel bieten: Vict. I 6,476,20 ὅκως ΘM: ὅμως coni. Littré. Der Fehler gehörte bereits α. Unter der Voraussetzung, daß die Korruptel paläographisch bedingt ist, kann die Erklärung von ΟΚΩΣ nur über ΟΠΩΣ zu ΟΜΩΣ (Π aus M) führen. Nach Entstehung des Fehlers οπωϲ ist dieser dann bewußt zu οκωϲ verändert worden: ein Hinweis auf die Transformierung der Texte im Sinne einer Einführung (pseudo-)jonischer Elemente.

π λ ε ύ μ ω ν / π ν ε ύ μ ω ν : Θ kennt nur πλεύμων, M nur πνεύμων.

π ο λ ύ ς / π ο υ λ ύ ς : Θ kennt nur πολύς außer 1,9; M bringt diese Form nur 1,9, sonst immer πουλύς. Dazu πολυχρόνιος 11,7 Θ, πουλυ – M; πολυπληθίης 11,7 ΘΜ.

σ η μ ε ῖ α 9,2 Θ, σημήϊα M.

σ ί α λ ο ν 5,9 M, σίελον Θ; σιαλώδεα 5,7 ΘΜ.

σ υ ν / ξ υ ν : ξυν – in ΘΜ: 7,6 ξυμβάλλεται 13,3 ξυνίστησι 13,5 ξυνεστηκότος 15,2 ξυνεχ(έ)ως 15,4 ξυνισταμένου 16,6 ξύνεσιν 17,5 ξυμβάλλ. συν – in ΘΜ: 1,16 συμφέρον 5,5 συνισχανθῇ 7,1 συνηρείκασι 7,5 συμβάλλεται 8,6 συνισχαίνονται 8,7 συναυξηθῆναι 10,11 συνέστηκε 11,1 συνηύξηται, συντέτροφε 17,8 συντείνεσθαι 18,5 σύνηθες 18,5 συνηθείης. συν – in Θ, ξυν – in M: 5,6 συστραφῇ 8,7 συντραφῆναι 10,4 συνεστηκότα 10,6 συνέστη 13,5 συνεστηκότα 13,12 συνίστασθαι. ξυν – in Θ, συν – in M: 10,10 σύντροφος 14,3 συμφέροντι 16,3 σύνεσιν 17,7 συγκλείσασα. Nachtrag zu ξυν – in ΘΜ: 10,3 ξυστάσιος 18,6 ξυμφερόντων. – Nachtrag zu συν – in ΘΜ: 7,1 συσπῶνται.

D. Die Prinzipien der Textgestaltung

Die Herstellung des originalen Wortlautes der Schrift ist ein Ideal, das jedem Editor vorschweben muß. Man muß sich aber darüber im klaren sein, daß die Verderbnisse der Überlieferungsträger die Erreichung eines solch hohen Zieles erheblich einschränken und Grenzen setzen, über die Sachkenntnis und Intuition nicht in allen Fällen hinausführen können.

Das konkrete Ziel dieser Ausgabe ist deshalb in erster Linie eine möglichst exakte Rekonstruktion des Archetypus α. Das Material dazu liefern die beiden Hss. Θ und M. Wie wir gesehen haben, bietet M einen – mehr oder weniger – kontaminierten Text, ist also durch Heranziehung anderer Quellen gegenüber α verändert worden. Sicherlich sind auch Konjekturen angebracht worden. Jedoch zeigt andererseits der Vergleich mit Erotianglossen 1,8 und 13,5, daß M gegenüber Θ das Richtige – also α – repräsentiert. α ist deshalb von Fall zu Fall aus dem Vergleich der beiden Hss. zu erschließen. In den Fällen jedoch, in denen beide Hss. einen Text geben, der sowohl in der einen wie in der anderen Fassung richtig sein kann, ist es methodisch folgerichtig, Θ zur Rekonstruktion von α den Vorzug vor M zu geben; denn der Grad der Abweichung von α dürfte in dieser Hs., für die wir keine Kontamination haben feststellen können, geringer als in M sein. Aufgrund unserer Ausführungen zu C braucht der consensus dieser Hs. mit M oder Θ nicht unbedingt den richtigen Text zu ergeben, da nicht ausgeschlossen werden kann, daß C, außer M, auch Θ gekannt hat. Die Bedeutung dieser Hs. liegt demnach nicht so sehr in der Hilfe bei der Rekonstruktion von α, als vielmehr darin, daß sie an einigen, wenn auch wenigen Stellen m. E. über die Grenzen, die durch Θ und M gesteckt sind, durch besondere Lesarten hinausführt.

Von den zahlreichen Editionen des Textes wurden diejenigen, die auf den recentiores (der M-Gruppe) basieren, nur sporadisch konsultiert. Des näheren berücksichtigt wurden die Ausgaben von Littré, Ermerins, Jones und Wurz sowie die Teilausgabe von Wilamowitz. Die Ausgaben von Dietz und Reinhold sind mir nur durch die Bemerkungen bei Littré und Jones bekannt. Die hier sowie in anderen Arbeiten vorgeschlagenen Konjekturen wurden teils in den Text, teils in den kritischen Apparat aufgenommen. Natürlich kann eine gewisse Subjektivität bei ihrer Auswahl und Bewertung nicht ausgeschlossen werden.

Für Entscheidungen in Fragen des Dialektes dienten vor allem die Untersuchungen von E. Schwyzer bei Deichgräber Carn. 62 ff. sowie diejenigen von A. Rüst als Leitfaden.

ΠΕΡΙ ΙΕΡΗΣ ΝΟΥΣΟΥ

ÜBER DIE HEILIGE KRANKHEIT

Sigla codicum manu scriptorum

Θ: Vindobonensis medicus graecus 4 s. X.
M: Marcianus Venetus 269 s. XI.
C: Corsinianus 1410 s. XV.

Raro citantur:

H: Parisinus graecus 2142 s. XIII.
I: Parisinus graecus 2140 s. XIV.
L: Laurentianus pluteus 74,1 s. XV.
R: Vaticanus graecus 277 s. XIV.
U: Urbinas graecus 68 s. XIV.
ξ: consensus codd. I et R.

Περὶ ἱερῆς νούσου

1. Περὶ τῆς ἱερῆς νούσου καλεομένης ὧδε ἔχει· **2** {οὐδέν τί μοι δοκεῖ τῶν ἄλλων θειοτέρη εἶναι νούσων οὐδὲ ἱερωτέρη, ἀλλὰ φύσιν μὲν ἔχει καὶ τὰ λοιπὰ νοσήματα, ὅθεν γίνεται, φύσιν δὲ αὕτη καὶ πρόφασιν.} **3** οἱ ἄνθρωποι ἐνόμισαν θεῖόν τι πρῆγμα ὑπὸ ἀπορίης καὶ θαυμασιότητος, ὅτι οὐδὲν ἔοικεν ἑτέροισι. **4** καὶ κατὰ μὲν τὴν ἀπορίην αὐτοῖσι τοῦ μὴ γινώσκειν τὸ θεῖον διασῴζεται, κατὰ δὲ τὴν εὐπορίην τοῦ τρόπου τῆς ἰήσιος, ᾧ ἰῶνται, ἀπόλλυται. {ὅτι καθαρμοῖσί τε ἰῶνται καὶ ἐπαοιδῇσιν.} **5** εἰ δὲ διὰ τὸ θαυμάσιον θεῖον νομιεῖται, πολλὰ τὰ ἱρὰ νοσήματα ἔσται τούτου εἵνεκεν, ὡς ἐγὼ δείξω ἕτερα οὐδὲν ἧσσον ἐόντα θαυμάσια οὐδὲ τερατώδε⟨α⟩, | ἃ οὐδεὶς νομίζει ἱρὰ εἶναι. **6** τοῦτο μὲν γὰρ οἱ πυρετοὶ οἱ ἀμφημερινοὶ καὶ οἱ τριταῖοι καὶ οἱ τεταρταῖοι οὐδὲν ἧσσόν μοι δοκέουσιν ἱροὶ εἶναι καὶ ὑπὸ θεοῦ γίνεσθαι ταύτης τῆς νούσου, ὧν οὐ θαυμασίως γ' ἔχουσι. **7** τοῦτο δὲ ὁρῶ μαινομένους ἀνθρώπους καὶ παραφρονέοντας ἀπ' οὐδεμιῆς προφάσιος ἐμφανέος καὶ πολλά τε καὶ ἄκαιρα ποιέοντας, **8** ἔν τε τῷ ὕπνῳ οἶδα πολλοὺς οἰμώζοντας καὶ βοῶντας, τοὺς δὲ καὶ πνιγομένους, τοὺς δὲ καὶ ἀναΐσσοντάς τε καὶ φεύγοντας ἔξω καὶ παραφρονέοντας μέχρι ἐπεγρέωνται, ἔπειτα δὲ ὑγιέας ἐόντας καὶ φρονέοντας ὥσπερ καὶ πρότερον, ἐόντας τ' αὐτοὺς ὠχρούς τε καὶ ἀσθενέας, καὶ ταῦτα οὐχ ἅπαξ, ἀλλὰ πολλάκις, **9** ἄλλα τε πολλά ἐστι καὶ παντοδαπά, ὧν περὶ ἑκάστου λέγειν πολὺς ἂν εἴη λόγος.

10 ἐμοὶ δὲ δοκέουσιν οἱ πρῶτοι τοῦτο τὸ νόσημα ἱρώσαντες τοιοῦτοι εἶναι ἄνθρωποι οἷοι καὶ νῦν εἰσι μάγοι τε καὶ καθαρταὶ καὶ ἀγύρται καὶ ἀλαζόνες, ὁκόσοι προσποιέονται σφόδρα θεοσεβέες εἶναι καὶ πλέον τι εἰδέναι. **11** οὗτοι τοίνυν παραμπεχόμενοι καὶ προβαλλόμενοι τὸ θεῖον τῆς ἀμηχανίης τοῦ μὴ ἔχειν ὅ τι προσενέγκαντες ὠφελήσουσι καὶ ὡς μὴ κατάδηλοι ἔωσιν οὐδὲν ἐπιστάμενοι, ἱρὸν ἐνόμισαν τοῦτο τὸ πάθος εἶναι, **12** καὶ λόγους ἐπιλέξαντες ἐπιτηδείους

ΘΜ

Titulus: περὶ ἱερῆς νούσου Θ, ιδ̅ ἱπποκράτους π ἱερῆς νούσου Μ (ε above) 2 οὐδὲν – 4 πρόφασιν *delevi; cf. ad* 2,1 3 τῶν ἄλλων νούσων θ. ε. Erotianus; *vide p.* 47 μὲν *om.* Erotianus ἣν *post* ἔχει *add.* M Erotianus; *cf.* 2,1 4 δὲ] τε Θ; *cf.* 2,2 αὕτη] αὐτὴ ΘΜ: *corr.* Wilamowitz δ' ἄνθρωποι Θ 5 τι πρῆγμα] εἶναι Μ; *cf.* 1,39 ἀπορίης] ἀπειρίης ΘΜ: *correxi* 7 ᾧ ἰῶνται] ὠπῶνται Θ: ἰῶνται Μ: *corr.* Li. 8 ἀπόλλυται – ἐπαοιδῇσιν] ἀπολύονται γὰρ ἢ καθ. ἢ ἐπα. Μ: ὅτι – ἐπαοιδῇσιν *secl.* Ermerins; *cf.* 1,39 9 τούτου εἵνεκεν] καὶ οὔχι ἓν Μ δεῖξο Θ: ἀποδείξω Μ 10 οὐδὲ τερατώδεα] οὐδέτερα τῶδε Μ: *om.* Θ: *corr.* U νομίζει] νόζει Θ 11 γὰρ *om.* Θ τριταῖοι] τρι *super* ταῖοι *scripsit* Μ 13 γ' *om.* Θ 16 καί[1] *om.* Θ δὲ καὶ ἀναΐσσοντάς] δαϊσσοντας Θ 17 ἐπεγρωνται Θ: ἐξεγρέωνται Μ 18 τ' αὐτοὺς] ταυτεους Θ: τε αὐτοὺς Μ 20 ἣι Μ 21 ἀφιερωσαν Μ, τες *superscripsit* M² αὐτοὶ τοιοῦτοι Μ 23 ὁκόσοι] οὗτοι δὲ καὶ Θ ὁκόσοι – εἰδέναι *delenda esse cens.* Wilamowitz, *vix recte* 24 ἴσχειν Μ 25 ὠφελης οὖσι Θ καὶ *om.* Μ 27 σφίσι ἑωϋτοῖσι Μ 28 ἀπέχ. κελεύοντες] ἀπέχοντες Θ; *v.*

Über die heilige Krankheit

1. Mit der sogenannten heiligen Krankheit verhält es sich folgendermaßen: 2 {Um nichts halte ich sie für göttlicher als die anderen Krankheiten oder für heiliger, sondern sie hat eine natürliche Ursache wie die übrigen Krankheiten, aus der sie entsteht.}

3 Die Menschen sind zu der Ansicht, daß sie göttlich sei, infolge ihrer Ratlosigkeit und Verwunderung gelangt; denn in nichts gleiche sie den anderen Krankheiten. 4 Und infolge ihrer Ratlosigkeit, (die Krankheit) zu erkennen, bleibt ihr göttlicher Charakter gewahrt; aber infolge der Leichtigkeit des Verfahrens, mit dem sie die Heilung versuchen, geht er verloren. {Denn sie heilen mit Sühnungen und Besprechungen.} 5 Wenn sie aber wegen ihrer wunderbaren Art für göttlich gehalten wird, so wird es, wenn es danach ginge, viele heilige Krankheiten geben; denn ich werde zeigen, daß es noch andere gibt, die nicht weniger wunderbar und erstaunlich sind, die niemand für heilig hält. 6 So scheinen mir z. B. einerseits die Quotidian-, Tertian- und Quartanfieber nicht weniger heilig zu sein und von einem Gott zu stammen als diese Krankheit; aber über diese wundern sie sich nicht. 7 Andererseits sehe ich, wie Menschen rasen und von Sinnen sind ohne irgendeinen offenkundigen Grund und wie sie viel Unsinniges tun, 8 und ich weiß, daß viele im Schlafe stöhnen und schreien, daß andere unter Alpdrücken leiden, andere vom Bett aufspringen, nach draußen fliehen und von Sinnen sind, bis sie aufwachen; danach sind sie dann gesund und vernünftig wie früher, allerdings bleich und schwach. Das geschieht nicht einmal, sondern oft. 9 Es gibt noch viele andere Erscheinungen verschiedenster Art; wollte man über jede einzelne sprechen, so würde das zu weit führen.

10 Ich meine nun: Diejenigen, die als erste diese Krankheit für heilig erklärt haben, waren Leute von dem Schlage, wie es auch jetzt Zauberer, Entsühner, Bettelpriester und Aufschneider gibt, die alle beanspruchen, besonders gottesfürchtig zu sein und mehr als andere zu wissen. 11 Diese Menschen wählten die Gottheit als Deckmantel für ihre Hilflosigkeit; denn sie hatten nichts, mit dessen Anwendung sie helfen konnten; und damit ihre Unwissenheit nicht entdeckt würde, brachten sie auf, daß diese Krankheit heilig sei, 12 und indem sie passende Gründe

τὴν ἴησιν κατεστήσαντο ἐς τὸ ἀσφαλὲς σφίσιν αὐτοῖσι καθαρμοὺς προσφέροντες καὶ ἐπαοιδάς, λουτρῶν τε ἀπέχεσθαι κελεύοντες καὶ ἐδεσμάτων πολλῶν καὶ ἀνεπιτηδείων ἀνθρώποισι νοσέουσιν | ἐσθίειν· **13** θαλασσίων μὲν τρίγλης, μελανούρου, κεστρέος, ἐγχέλυος (οὗτοι γὰρ ἐπικηρότατοί εἰσι), **14** κρεῶν δὲ αἰγείων καὶ ἐλαφείων καὶ χοιρείων καὶ κυνός (ταῦτα γὰρ κρεῶν ταρακτικώτατά ἐστι τῆς κοιλίης), **15** ὀρνίθων δὲ ἀλεκτορίδος καὶ τρυγόνος καὶ ὠτίδος (ἃ νομίζεται ἰσχυρότατα εἶναι), **16** λαχάνων δὲ μίνθης, σκορόδου, κρομμύου (δριμὺ γὰρ ἀσθενέοντι οὐδὲν συμφέρον), **17** ἱμάτιόν τε μέλαν μὴ ἔχειν (θανατῶδες γὰρ τὸ μέλαν) **18** μηδ' ἐν αἰγείῳ κατακεῖσθαι δέρματι μηδὲ φορεῖν **19** μηδὲ πόδα ἐπὶ ποδὶ ἔχειν μηδὲ χεῖρα ἐπὶ χειρί (πάντα γὰρ ταῦτα κωλύματα εἶναι). **20** ταῦτα δὲ τοῦ θείου εἵνεκεν προστιθέασιν ὡς πλέον τι εἰδότες καὶ ἄλλας προφάσιας λέγοντες ὅπως, εἰ μὲν ὑγιὴς γένοιτο, αὐτῶν ἡ δόξα εἴη καὶ ἡ δεξιότης, εἰ δ' ἀποθάνοι, ἐν ἀσφαλεῖ καθίσταιτο αὐτῶν ἡ ἀπολογίη καὶ ἔχοιεν πρόφασιν ὡς οὐδὲν αἴτιοί εἰσιν, ἀλλ' οἱ θεοί. **21** οὔτε γὰρ φαγεῖν οὔτε πιεῖν ἔδοσαν φάρμακον οὐδέν, οὔτε λουτροῖσι καθήψησαν ὥστε δοκεῖν αἴτιοι εἶναι. **22** ἐγὼ δὲ δοκέω Λιβύων τῶν τὴν μεσόγειον οἰκεόντων οὐδέν' ἂν ὑγιαίνειν, εἴ τι ἐπ' αἰγείοισι δέρμασιν ἢ κρέασιν ἦν, ὡς ἐκεῖ γε οὐκ ἔχουσιν οὔτε στρῶμα οὔτε ἱμάτιον οὔτε ὑπόδημα ὅ τι μὴ αἴγειόν ἐστιν. οὐ γάρ ἐστιν | ἄλλο πρόβατον οὐδὲν ἢ αἶγες {καὶ βόες}. **23** εἰ δὲ ταῦτα ἐσθιόμενα καὶ προσφερόμενα τὴν νοῦσον τίκτει τε καὶ αὔξει καὶ μὴ ἐσθιόμενα ἰᾶται, οὐκέτι ὁ θεὸς αἴτιός ἐστιν οὐδ' οἱ καθαρμοὶ ὠφελέουσιν, ἀλλὰ τὰ ἐδέσματα τὰ ἰώμενά ἐστι καὶ τὰ βλάπτοντα, τοῦ δὲ θεοῦ ἀφανίζεται ἡ δύναμις.

24 οὕτως οὖν ἔμοιγε δοκέουσιν οἵτινες τῷ τρόπῳ τούτῳ ἐγχειρέουσιν ἰᾶσθαι ταῦτα τὰ νοσήματα, οὔτε ἱρὰ νομίζειν εἶναι οὔτε θεῖα. **25** ὅπου γὰρ ὑπὸ καθαρμῶν τοιούτων μετάστατα γίνεται καὶ ὑπὸ θεραπείης τοιῆσδε, τί κωλύει καὶ ὑφ' ἑτέρων τεχνημάτων ὁμοίων τούτοισιν ἐπιγίνεσθαί τε τοῖσιν ἀνθρώποισι καὶ προσπίπτειν, ὥστε μηκέτι τὸ θεῖον αἴτιον εἶναι, ἀλλά τι ἀνθρώπινον;

ΘΜ

infra 34 30 καὶ μελαν. Μ εἰσὶν ἐπικαιρότατοι Μ κρέως δὲ αἰγείου Μ 31 καὶ τύρου αἰγείου *post* αἰγείων *add.* Θ ταρακτικώτατά] τερατικώτατά Μ 32 ἀλεκτρυόνος Μ καὶ ὠτίδος ἃ] ὠτίδος, ἔτι δ' ὅσα Μ, *quod mendum ortum est ex varr. lectt.* ΩΤΙΔΟΣ/ΟΤΙΔΟΣ; *vide p. 34 s.* 33 καὶ κρομμύου Μ: κρομμύων Θ 34 συμφέρειν Θ τε] δὲ Μ 35 μηδ' ἐν] μηδὲν Θ: μηδὲ ἐν Μ 36 μηδὲ – ἔχειν] πόδα ἐπὶ ποδὶ μὴ ἔχειν Θ; *fortasse post* φορεῖν *excidit aliquid* πάτα Θ ταῦτα γὰρ πάντα *transp.* Μ 37 ταῦτα δὲ πάντα Μ 37/38 καὶ ἄλλας] ἄλλως Wilamowitz 38 προλέγοντες Μ ὑγείεες γένοιντο Θ; *vide p. 32* 39 δὲ Μ ἀποθάνοιεν ἀσφαλὲς καθίσταιτο αυτῶν ἡ ἀπολογίηι Θ: ἀποθάνοι, ἐν ἀσφαλεῖ καθισταῖντο αὐτῶν αἱ ἀπολογίαι Μ 40 αὐτοὶ *post* εἰσιν *add.* Μ 41 αἴτιον Μ 42 ἂν *post* Λιβύων *add.* Μ μεσόγεον Θ; *fortasse* μεσόγαιον *scribendum est* οὐδένα ὑγιαίνειν Μ εἴ τι] ὅτι Μ 43 ἦν, ὡς ἐκεῖ γε] ἐνεκάγε ὡς Μ 44 πρόβατον Θ Galenus (*vide p. 48*): προβάτειον Μ 45 βόες καὶ αἶγες *transp.* Galenus καὶ βόες *secl.* Reinhold προσφερόμενα καὶ ἐσθιόμενα *transp.* Μ 46 οὐκ ἔστι ὁ θεὸς αἴτιος οὐδενὸς Μ; *cf. 1,26* 47 καὶ τὰ βλάπτοντα] καταβλάπτοντα Θ 48 θείου Μ 49 τούτῳ τῷ τρόπῳ *transp.* Μ 52 ἀπογίνεσθαι Μ τε *om.* Μ 53 τὸ

dafür hinzufügten, stellten sie die Behandlung ganz auf ihre eigene Sicherheit ab. So behandelten sie mit Entsühnungen und Besprechungen und verboten Bäder und viele Speisen, deren Genuß kranken Menschen unbekömmlich ist: 13 So von Salzwasserfischen Barben, Schwarzschwänze, Pfriemenfische und Aale (denn diese Fische sind besonders gefährlich), 14 ferner Fleisch von Ziegen, Hirschen, Schweinen und Hunden (denn dieses Fleisch bringt den Bauch am meisten in Unordnung), 15 an Geflügel: Hühner, Turteltauben und Trappen (das gilt als besonders schwer), 16 an Gemüse: Minze, Knoblauch und Zwiebeln (denn Scharfes ist einem Kranken unbekömmlich). 17 Ferner verboten sie, schwarze Kleider zu tragen (denn schwarz ist die Farbe des Todes), 18 auf Ziegenfell zu schlafen oder eines zu tragen, 19 dann ein Bein über das andere zu legen oder eine Hand auf die andere (denn das alles seien Hindernisse).

20 Dies alles verordnen sie wegen des göttlichen Charakters, als ob sie ein besonderes Wissen hätten, zugleich geben sie weitere Gründe an, damit, wenn der Kranke vielleicht gesund wird, sie den Ruhm der Geschicklichkeit ernten, wenn er aber stirbt, sie sich in Sicherheit verteidigen und einen Grund dafür anführen können, daß nicht sie, sondern die Götter die Schuld haben; 21 haben sie doch keine Medizin zu essen oder zu trinken gegeben und die Kranken auch nicht in Bäder gesteckt, wodurch man sie für schuldig halten könnte.

22 Dazu meine ich persönlich, daß von den Afrikanern, die das Landesinnere bewohnen, kein einziger gesund sein dürfte, wenn es an den Ziegenfellen und dem Ziegenfleisch läge; denn die Leute dort besitzen keine Decke, kein Kleid und keine Schuhe, die nicht aus Ziegenfell gemacht wären, haben sie doch kein anderes Vieh als Ziegen {und Rinder}. 23 Falls aber diese Speisen, wenn man sie zu sich nimmt, die Krankheiten hervorrufen und sie verstärken, wenn man sie aber nicht zu sich nimmt, sie heilen, dann ist nicht der Gott daran schuld, und es helfen nicht die Entsühnungen, sondern die Speisen sind dasjenige, was heilt und schadet, und die Einwirkung der Gottheit verschwindet.

24 So meine ich jedenfalls, daß Leute, die auf diese Weise vorgehen, diese Krankheiten zu heilen, sie weder für heilig noch für göttlich halten; 25 denn wo sie durch derartige Entsühnungen und Behandlungen vertrieben werden, was hindert da, daß sie dann auch durch andere Praktiken, die diesen gleich sind, über die Menschen kommen und sie befallen? So aber ist nicht mehr das Göttliche schuld, sondern etwas Menschliches.

26 ὅστις γὰρ οἷός τε περικαθαίρων καὶ μαγεύων ἀπάγειν τοιοῦτο πάθος, οὗτος κἂν ἐπάγοι ἕτερα τεχνησάμενος, καὶ ἐν τούτῳ τῷ λόγῳ τὸ θεῖον ἀπόλλυται.

27 τοιαῦτα λέγοντες καὶ μηχανώμενοι προσποιέονται πλέον τι εἰδέναι καὶ ἀνθρώπους ἐξαπατῶσι προστιθέμενοι αὐτοῖς ἁγνείας τε καὶ καθαρότητας, ὅ τε πολὺς αὐτοῖς τοῦ λόγου ἐς τὸ θεῖον ἀφήκει καὶ τὸ δαιμόνιον. **28** καίτοι ἔμοιγε οὐ περὶ εὐσεβείης τοὺς λόγους δοκέουσι ποιεῖσθαι, ὡς οἴονται, ἀλλὰ περὶ ἀσεβείης μᾶλλον καὶ ὡς θεοὶ οὐκ εἰσί, τὸ δὲ εὐσεβὲς αὐτῶν καὶ τὸ θεῖον ἀσεβές ἐστι καὶ ἀνόσιον, ὡς ἐγὼ διδάξω. **29** εἰ γὰρ σελήνην τε κατάγειν καὶ ἥλιον ἀφανίζειν καὶ χειμῶνά τε καὶ εὐδίην ποιεῖν καὶ ὄμβρους καὶ αὐχμοὺς καὶ θάλασσαν ἄπορον καὶ γῆν ⟨ἄφορον⟩ καὶ τἆλλα | τὰ τοιουτότροπα πάντα ὑποδέχονται ἐπίστασθαι – εἴτε καὶ ἐκ τελετέων εἴτε καὶ ἐξ ἄλλης τινὸς γνώμης ἢ μελέτης φασὶν οἷοί τε εἶναι –, **30** οἱ ταῦτα ἐπιτηδεύοντες δυσσεβεῖν ἔμοιγε δοκέουσι καὶ θεοὺς οὔτ᾽ εἶναι νομίζειν οὔτε ἰσχύειν οὐδὲν οὐδὲ εἴργεσθαι ἂν οὐδενὸς τῶν ἐσχάτων ποιέοντες, ὡς οὐ δεινοὶ αὐτοῖς εἰσιν. **31** εἰ γὰρ ἄνθρωπος μαγεύων τε καὶ θύων σελήνην τε καθαιρήσει καὶ ἥλιον ἀφανιεῖ καὶ χειμῶνα καὶ εὐδίην ποιήσει, οὐκ ἂν ἔγωγ᾽ ἔτι θεῖον νομίσαιμι τούτων εἶναι οὐδέν, ἀλλ᾽ ἀνθρώπινον, εἰ δὴ τοῦ θείου ἡ δύναμις ὑπ᾽ ἀνθρώπου γνώμης κρατεῖται καὶ δεδούλωται.

32 ἴσως δὲ οὐχ οὕτως ἔχει ταῦτα, ἀλλ᾽ ἄνθρωποι βίου δεόμενοι πολλὰ καὶ παντοῖα τεχνῶνται καὶ ποικίλλουσιν ἔς τε τἆλλα πάντα καὶ ἐς τὴν νοῦσον ταύτην ἑκάστῳ εἴδει τοῦ πάθεος θεῷ τὴν αἰτίην προστιθέντες. (οὐ γὰρ ἕνα, ἀλλὰ πλέονας {μὴν ταῦτα} ἐπαιτιῶνται.)

33 ἢν μὲν γὰρ αἶγα μιμῆται κἢν βρύχηται κἢν τὰ δεξιὰ σπᾶται, Μητέρα θεῶν φασιν αἰτίην εἶναι. **34** ἢν δὲ ὀξύτερον καὶ ἐντονώτερον φθέγγηται, ἵππῳ εἰκάζουσι καί φασι Ποσειδέωνα αἴτιον εἶναι. **35** ἢν δὲ καὶ τῆς κόπρου

ΘΜ

θεῖον μηκέτι *transp.* Θ 54 ἔστι *post* περικαθαίρων *add.* Θ τοιοῦτον Θ 55 ἀπολύεται ΘΜ: *corr.* I; *cf.* 1,4 56 τι] ἤ Θ 57 αὐτοῖς] τούτοισι Μ καθάρσιας Θ 59 δοκέουσι τοὺς λόγους *transp.* Μ δυσσεβείης Μ 60 οἱ θεοὶ Μ δὲ] τε Μ καὶ[2]] ἐς Θ 61 τε *om.* Θ κατάγειν] καθαιρέειν Μ 62 θάλασσαν – 63 ἄφορον] θάλασσαν ἄφορον καὶ γῆν ΘΜ: *corr.* Lobeck, Aglaophamus I 634 63 ἐπιδέχονται Μ 64 τελετῶν Θ ἢ] καὶ Θ 65 φασὶ οἷόντε εἶναι Μ: φασὶ ταῦτα οἷον τ᾽ εἶναι γενέσθαι Θ: *corr.* Ermerins ταῦτ᾽ Θ 66 οὐδὲ] οὔτ᾽ Θ: οὔτε Μ: *corr.* Wilamowitz, Herakles III 249 67 ἐσχάτω Μ, *corr.* Μ[2] ποιέοντες – εἰσιν] ποιέοντες ὡς οὐ δεινοὶ αὐτοῖς ἐῶσιν Θ: ποιέοντες ἕνεκάγε πῶς οὐ δεινοὶ ἄρ᾽ αὐτοῖς εἰσίν Μ: ἃ ποιέοντες πῶς οὐ δεινοὶ ἄρ᾽ αὐτοῖσί εἰσι; Ermerins: ποιέοντες ἕνεκά γε θεῶν Wilamowitz: *del.* Jones II 331; *fortasse* ὡς οὐδὲν οἱ ⟨θεοὶ⟩ αὐτοῖς εἰσιν τε *om.* Θ 68 ἀφανειοι Θ 69 ἔγωγ᾽ ἔτι] ἔγωγέ τι ΘΜ: *emend.* Wilamowitz οὐδέν *om.* Μ ἀλλὰ Μ εἶναι *post* ἀνθρώπινον *add.* Θ 70 ὑπὸ Μ 71 ἀλλὰ Θ 72 ἔς τε] ἔστε Μ: ἔσται Θ: *corr.* I τἆλλα Θ: ἄλλα Μ 73 οὐ– 74 ἐπαιτιῶνται] οὐ γὰρ ἄλλα πλεονάκις γε μὴν ταῦτα μεμίμηνται Θ: οὐ γὰρ ἓν ἀλλὰ πλεονάκις μὲν ταῦτα μεμίμηνται Μ: *textum corruptum exempli gratia mutavi; cf. Aer. 22. 74,31 Hbg.* 75 ἢν–μιμῆται *om.* Θ *per homoioteleuton* κἢν[1]] καὶ ἢν μὲν Θ βρύχωνται ΘΜ: *corr.* Wilamowitz (βρυχῆται) σπῶνται Μ 77 ποσειδῶνα Μ: ποσιδέωνα Θ: *corr.* Regenbogen τι *post* κόπρου *add.* Μ 78 παρείη Θ δ]

26 Denn wer imstande ist, durch Sühne- und Zaubermethoden ein solches Leiden zu vertreiben, der kann es durch andere Praktiken auch herbeiführen, und unter dieser Voraussetzung geht der göttliche Charakter verloren.

27 Mit solchen Behauptungen und Methoden tun sie so, als ob sie mehr als andere wüßten, und sie betrügen die Leute, indem sie ihnen Sühnungs- und Reinigungsvorschriften geben, und der größte Teil ihrer Reden läuft auf göttliche und dämonische Einwirkungen hinaus. 28 Ich allerdings meine, daß es in ihren Reden gar nicht um Frömmigkeit geht, wie sie glauben, sondern um Unfrömmigkeit, und darum, daß die Götter nicht existieren, und ihre fromme Gottesfurcht ist in Wahrheit Gotteslästerung, wie ich zeigen werde. 29 Wenn sie nämlich für sich die Macht beanspruchen, sie könnten den Mond vom Himmel herabziehen und die Sonne verfinstern, schlechtes wie gutes Wetter hervorbringen und Regen und Dürre, ferner daß sie das Meer unbefahrbar und Land ⟨unfruchtbar⟩ machen könnten und alle Bereiche dieser Kunst beherrschten – mögen sie behaupten, durch Weihen oder irgendeine andere Erkenntnis oder Übung die Macht dazu zu haben –, 30 so scheinen mir Leute, die das betreiben, zu freveln und zu glauben, daß die Götter nicht existieren oder keinerlei Macht haben; und daß diese Leute nicht vor dem Äußersten zurückschrecken würden, da (die Götter) ihnen nicht gefährlich sind. 31 Denn wenn ein Mensch durch Zauber und Opfer den Mond vom Himmel herabziehen, die Sonne verfinstern und schlechtes und gutes Wetter machen wird, so würde ich nicht mehr glauben, daß von diesen Dingen etwas göttlich ist, sondern ich würde es für menschliches Tun halten, wenn denn die göttliche Macht von menschlichem Witz besiegt und geknechtet wird.

32 Aber vielleicht ist es gar nicht so, sondern die Menschen kommen aus Mangel an Lebensunterhalt auf mancherlei „Künste" und treiben es sehr bunt, unter anderem auch bei dieser Krankheit, indem sie bei jeder einzelnen Erscheinungsform des Leidens einem Gott die Schuld daran zuschieben. (Denn nicht nur einen, sondern mehrere machen sie dafür verantwortlich.) 33 Wenn nämlich der Kranke eine Ziege nachahmt, und wenn er (wie ein Löwe) brüllt und mit der rechten Seite zuckt, dann sagen sie, die Göttermutter sei schuld. 34 Wenn er aber lauter und schriller schreit, dann vergleichen sie das mit dem Wiehern eines Pferdes und sagen, Poseidon sei schuld. 35 Wenn er aber auch etwas Kot abgehen

παρίῃ, ὃ πολλάκις γίνεται ὑπὸ τῆς νούσου βιαζομένοισιν, | Ἐνοδίης θεοῦ πρόσκειται ἡ ἐπωνυμίη. 36 ἢν δὲ πυκνότερον καὶ λεπτότερον οἷον ὄρνιθες, Ἀπόλλων νόμιος, 37 ἢν δὲ ἀφρὸν ἐκ τοῦ στόματος ἀφίῃ καὶ τοῖσι ποσὶ λακτίζῃ, Ἄρης τὴν αἰτίην ἔχει. 38 οἷσι δὲ νυκτὸς δείματα παρίσταται καὶ φόβοι καὶ παράνοιαι καὶ ἀναπηδήσιες ἐκ τῆς κλίνης καὶ φεύξιες ἔξω, Ἑκάτης φασὶν εἶναι ἐπιβολὰς καὶ ἡρώων ἐφόδους. 39 καθαρμοῖσί τε χρέωνται καὶ ἐπαοιδῇσι, καὶ ἀνοσιώτατόν τε καὶ ἀθεώτατον πρῆγμα ποιέουσιν ὥς ἔμοιγε δοκεῖ. 40 καθαίρουσι γὰρ τοὺς ἐχομένους τῇ νούσῳ αἵματί τε καὶ ἄλλοισι τοιούτοις ὥσπερ μίασμά τι ἔχοντας ἢ ἀλάστορας ἢ πεφαρμαγμένους ὑπ' ἀνθρώπων {ἤ τι ἔργον ἀνόσιον εἰργασμένους}. 41 οὓς ἐχρῆν τἀντία τούτοισι ποιεῖν· θύειν τε καὶ εὔχεσθαι καὶ ἐς τὰ ἱρὰ φέροντας ἱκετεύειν τοὺς θεούς. 42 νῦν δὲ τούτων μὲν ποιέουσιν οὐδέν, καθαίρουσι δὲ καὶ τὰ μὲν τῶν καθαρμῶν γῇ κρύπτουσι, τὰ δὲ ἐς θάλασσαν ἐμβάλλουσι, τὰ δ' ἐς τὰ οὔρεα ἀποφέρουσιν ὅπῃ μηδεὶς ἅψεται μηδ' ἐμβήσεται. 43 τὰ δ' ἐχρῆν ἐς τὰ ἱρὰ φέροντας τῷ θεῷ ἀποδοῦναι, εἰ δὴ ὁ θεός ἐστιν αἴτιος. 44 οὐ μέντοι ἔγωγε ἀξιῶ ὑπὸ θεοῦ ἀνθρώπου σῶμα μιαίνεσθαι, τὸ ἐπικηρότατον ὑπὸ τοῦ ἁγνοτάτου, | ἀλλὰ καὶ ἢν τυγχάνῃ ὑφ' ἑτέρου μεμιασμένον ἤ τι πεπονθός, ὑπὸ τοῦ θεοῦ καθαίρεσθαι ἂν αὐτὸ καὶ ἁγνίζεσθαι μᾶλλον ἢ μιαίνεσθαι. 45 τά γ' οὖν μέγιστα τῶν ἁμαρτημάτων καὶ ἀνοσιώτατα τὸ θεῖόν ἐστι τὸ καθαῖρον καὶ ἁγνίζον καὶ ῥύμμα γινόμενον ἡμῖν, 46 αὐτοί τε ὅρους τοῖσι θεοῖσι τῶν ἱρῶν καὶ τῶν τεμενέων ἀποδείκνυμεν, ὡς ἂν μηδεὶς ὑπερβαίνῃ ἢν μὴ ἁγνεύῃ, ἐσιόντες τε περιρραινόμεθα οὐχ ὡς μιαινόμενοι, ἀλλ' εἴ τι καὶ πρότερον ἔχομεν μύσος, τοῦτο ἀφαγνιούμενοι. καὶ περὶ μὲν τῶν καθαρμῶν οὕτω μοι δοκεῖ ἔχειν.

2. τὸ δὲ νόσημα τοῦτο οὐδέν τί μοι δοκεῖ θειότερον εἶναι τῶν λοιπῶν, ἀλλὰ φύσιν μὲν ἔχειν καὶ τὰ ἄλλα νοσήματα, ὅθεν ἕκαστα γίνεται, 2 φύσιν δὲ τοῦτο καὶ πρόφασιν, καὶ ἀπὸ τοῦ αὐτοῦ θεῖον γίνεσθαι ἀφ' ὅτου καὶ τὰ ἄλλα πάντα, 3 καὶ ἰητὸν εἶναι {καὶ} οὐδὲν ἧσσον ἑτέρων ὅ τι ἂν μὴ ἤδη ὑπὸ χρόνου πολλοῦ βεβιασμένον ᾖ ὥστε ἰσχυρότερον εἶναι τῶν φαρμάκων προσφε-

ΘΜ
ὅσα Θ ἐνοδείης Μ: ἐνοδίηι Θ θεοῦ]οὐ Μ: *om.* Θ: *emendavi; vide p. 32* 79 προσωνυμίη Μ λεπτότερον καὶ πυκνότερον *transp.* Μ 81 οἷσι] ὁκόσα Μ δείματα νυκτὸς *transp.* Μ 82 Ἑκάτης] *fortasse* ἀνταίου θεοῦ; *cf. p. 105* 84 πρῆγμα *om.* Μ 85 αἵμασι Μ τε *om.* Μ τοῖσι ἄλλοισι τοῖσι τοιούτοισι Μ 86 μίασμά τι] μιάσματι Θ: μιάσμασι Μ πεφαρμακευμένους Θ ὑπὸ Μ ἤ – 87 εἰργασμένους *del.* Regenbogen 86/87 τι ἔργον] πέργον Θ 87 τανάντία Μ τούτων Θ θύειν *om.* Θ 90 δὲ Μ φέρουσιν Θ ὅπη Θ ἅψηται Θ 91 μηδὲν βήσεται Θ: μηδὲ ἐπιβήσεται Μ 92 ὁ *om.* Μ γε *ante* ἐστιν *add.* Μ ἐγὼ Θ 93 ὑποκηρότατον Μ κἢν Μ ὑφ'] ὑπὸ Μ 94 πεπονθός – καθαίρεσθαι] πεπονθὸς ἐθέλοι ἂν ὑπὸ τοῦ θεοῦ καθαίρεσθαι Μ 1 ἔρυμα Μ: ῥῦμα Reinhold 2 τῶν τε μεν/// δείκνυνται Θ: τῶν τεμενέων ἀποδεικνύμενοι Μ: *corr.* Ermerins 3 ὑπερβαίνοι Μ, *fortasse recte* ἁγνεύοι Μ ἡμεῖς περιραινόμεθα Θ: περιρραινόμεθαι Μ 4 ἀλλ' – ἀφαγνιούμενοι *om.* Θ 7 ἔχειν] ἔχει Θ: ἔχει ἣν Μ: *corr.* Ermerins τἆλλα Θ καὶ πρόφασιν *post* νοσήματα *add.* Μ 8 καὶ ἀπὸ τοῦ αὐτοῦ] ἀπὸ ταυτοῦ Μ τὸ θεῖον Μ ὅτευ Θ τἆλλα Θ 9 καὶ *del.* Reinhold 10 καταβεβιασμένον Μ ὡς Θ ἤδη *post* ὥστε *add.* Μ τῶν

läßt, was oft vorkommt bei Menschen, die von dieser Krankheit befallen werden, dann hat man den Namen der Göttin Enodia bei der Hand; 36 ist der Kot aber häufiger und dünner, wie der von Vögeln, so ist Apollon Nomios schuld, 37 wenn dem Kranken aber Schaum aus dem Munde abgeht und er mit den Füßen um sich schlägt, dann Ares. 38 Wenn aber jemand in der Nacht von Ängsten, Schrecken und Wahnvorstellungen befallen wird, vom Bett aufspringt und nach draußen flieht, so nennen sie das Angriffe der Hekate und Heimsuchungen von Geistern der Verstorbenen. 39 Und sie wenden Sühneriten und Besprechungen an, was mir für meine Person ein ganz unfrommes und gottloses Vorgehen zu sein scheint; 40 denn sie nehmen die Sühnungen vor, indem sie die von der Krankheit Befallenen mit Blut und ähnlichem „reinigen", als ob diese Kranken eine Blutschuld auf sich geladen hätten oder von bösen Geistern befallen oder von Menschen behext wären {oder etwas Böses getan hätten}. 41 Dabei sollten sie das Gegenteil davon tun: opfern und beten und in die Tempel gehen, um zu den Göttern zu flehen. 42 Jetzt aber tun sie nichts dergleichen, sondern entsühnen, und das „Unreine" verbergen sie in der Erde oder werfen es ins Meer oder bringen es weg in die Berge, wo niemand es berühren und darauf treten kann. 43 Man müßte es aber in die Tempel tragen und dem Gott übergeben, wenn denn wirklich ein Gott daran schuld ist. 44 Ich allerdings bin fest davon überzeugt, daß der Leib eines Menschen nicht von einem Gott befleckt wird, das Hinfälligste vom Reinsten, sondern vielmehr sollte der menschliche Leib, wenn er von etwas anderem befleckt ist oder sonst etwas erlitten hat, von der Gottheit gereinigt und entsühnt werden, statt daß er von ihr befleckt würde. 45 Denn die schlimmsten und ruchlosesten Verfehlungen reinigt und sühnt die Gottheit und wäscht sie von uns ab. 46 Und wir selbst setzen ja Grenzen um die Tempel und heiligen Bezirke der Götter fest, damit keiner, der unrein ist, sie überschreitet, und wenn wir uns beim Betreten reinigen, tun wir das nicht, als ob wir befleckt würden, sondern um uns für den Fall, daß wir von früher eine Befleckung haben, davon zu reinigen. So scheint es mir mit den Entsühnungen zu stehen.

2. Diese Krankheit aber scheint mir in nichts göttlicher zu sein als die übrigen, sondern mir scheint, daß, ebenso, wie die übrigen Krankheiten eine natürliche Ursache haben, aus der jede einzelne entsteht, 2 auch diese einen natürlichen Grund hat, und daß sie aus demselben Grund wie alle anderen auch göttlich ist 3 und nicht weniger heilbar ist als andere, soweit sie sich nicht schon in langer Zeit verhärtet hat, so daß sie stärker geworden ist als die verabreichten Mittel.

ρομένων.

4 ἄρχεται δὲ ὥσπερ καὶ τὰ ἄλλα νοσήματα κατὰ γένος. εἰ γὰρ ἐκ τοῦ φλεγματώδεος φλεγματώδης καὶ ἐκ χολώδεος χολώδης γίνεται καὶ ἐκ φθινώδεος φθινώδης καὶ ἐκ σπληνώδεος σπληνίας, 5 τί κωλύει, ὅτῳ πατὴρ ἢ μήτηρ εἴχετο τούτῳ τῷ νοσήματι, καὶ τῶν ἐκγόνων ἔχεσθαί τινα; ὡς ὁ γόνος ἔρχεται πάντοθεν τοῦ σώματος, ἀπό τε τῶν ὑγιηρῶν ὑγιηρὸς καὶ ἀπὸ τῶν νοσηρῶν νοσηρός. 6 ἕτερον δὲ μέγα τεκμήριον, ὅτι οὐδὲν θειότερόν ἐστι τῶν λοιπῶν νοσημά|των· τοῖσι γὰρ φλεγματώδεσι φύσει γίνεται, τοῖσι δὲ χολώδεσιν οὐ προσπίπτει. 7 καίτοι, εἰ θειότερόν ἐστι τῶν ἄλλων, τοῖς ἅπασιν ὁμοίως ἔδει γίνεσθαι τὴν νοῦσον ταύτην καὶ μὴ διακρίνειν μήτε χολώδεα μήτε φλεγματώδεα.

3. ἀλλὰ γὰρ αἴτιος ὁ ἐγκέφαλος τούτου τοῦ πάθεος ὥσπερ τῶν ἄλλων νοσημάτων τῶν μεγίστων, ὅτῳ δὲ τρόπῳ καὶ ἐξ οἵης προφάσιος γίνεται, ἐγὼ φράσω σαφέως.

2 ὁ ἐγκέφαλός ἐστι τοῦ ἀνθρώπου διπλόος ὥσπερ καὶ τοῖσιν ἄλλοισι ζῴοισιν ἅπασι, τὸ δὲ μέσον αὐτοῦ διείργει μῆνιγξ λεπτή. διὸ οὐκ αἰεὶ κατὰ τωὐτὸ τῆς κεφαλῆς ἀλγεῖ, ἀλλ' ἐν μέρει ἑκάτερον, ὁτὲ δὲ ἅπασαν. 3 καὶ φλέβες δ' ἐς αὐτὸν τείνουσιν ἐξ ἅπαντος τοῦ σώματος πολλαὶ καὶ λεπταί, δύο δὲ παχεῖαι, ἡ μὲν ἀπὸ τοῦ ἥπατος, ἡ δὲ ἀπὸ τοῦ σπληνός. 4 καὶ ἡ μὲν ἀπὸ τοῦ ἥπατος ὧδ' ἔχει· τὸ μέν τι τῆς φλεβὸς κάτω τείνει διὰ τῶν ἐπὶ δεξιὰ παρ' αὐτὸν τὸν νεφρὸν καὶ τὴν ψόην ἐς τὸ ἐντὸς τοῦ μηροῦ καὶ καθήκει ἐς τὸν πόδα, καὶ καλεῖται κοίλη φλέψ. 5 ἡ δ' ἑτέρη ἄνω τείνει διὰ τῶν φρενῶν καὶ τοῦ πλεύμονος τῶν δεξιῶν, ἀπέσχισται δὲ καὶ ἐς τὴν καρδίην καὶ ἐς τὸν βραχίονα τὸν δεξιόν, 6 καὶ τὸ λοιπὸν ἄνω φέρει διὰ τῆς κληῖδος ἐς τὰ δεξιὰ τοῦ αὐχένος ἐς αὐτὸ τὸ δέρμα ὥστε κατάδηλός ἐστι, παρ' αὐτὸ δὲ τὸ οὖς κρύπτεται καὶ ἐνταῦθα σχίζεται. 7 καὶ τὸ μὲν παχύτατον καὶ μέγιστον καὶ κοιλότατον ἐς τὸν ἐγκέφαλον τελευτᾷ, τὸ δὲ ἐς τὸ οὖς τὸ δεξιὸν, τὸ δ' ἐς τὸν ὀφθαλμὸν τὸν δεξιόν, τὸ δ' ἐς τὸν μυκτῆρα. ἀπὸ μὲν τοῦ ἥπατος οὕτως ἔχει τὰ τῶν φλεβῶν. 8 διατέταται δὲ καὶ ἀπὸ τοῦ σπληνὸς φλὲψ ἐς τὰ ἀριστερὰ καὶ κάτω καὶ ἄνω, ὥσπερ καὶ ἡ ἀπὸ τοῦ ἥπατος, λεπτοτέρη δὲ καὶ ἀσθενεστέρη. |

4. Κατὰ ταύτας δὲ τὰς φλέβας καὶ ἐσαγόμεθα τὸ πολὺ τοῦ πνεύματος. αὗται

ΘΜ

προσφερομένων Μ 12 δὲ] τε Θ τἆλλα Θ τοῦ *om.* Θ 14 σπληνίας] σπληνώδης Μ ὅτου Μ ἢ] καὶ Μ 15 τούτῳ *post* νοσήματι *add.* Μ 16 πάντοθεν] παντ ο' εν Θ καὶ–17 νοσηρός *om.* Μ; ἀπό τε τῶν νοσερῶν νοσερός *in mg.* Μ^2 17 θεῖον Μ 18 τοῖσι δὲ λοιποῖσι φλεγμ. Θ 19 καίτοι εἰ] καὶ τοῖσι ΘΜ: *corr.* L πᾶσι Θ 21 αὐτοῖσι *ante* αἴτιος *add.* Μ 22 ὁτέῳ Μ τῷ τρόπῳ Θ 23 σαφά Θ; *cf. Aer. 3.57,12 Hbg.* σαφέως 25 διείργει] διαιρέει Μ διότι Μ αἰεὶ] εεὶ Θ: ἀεὶ Μ τὸ αὐτὸ Μ 26 δ'] τε Μ; *cf.* 7,9 28 ἡ δὲ – ἥπατος *om.* Θ ὧδε Μ 29 φλεβὸς] σπληνὸς Θ 30 ψοαν Θ: ψύην Μ 31 δὲ Μ τῶν^1 *om.* Μ φρενῶν] φλεβῶν ΘΜ: *corr.* Dietz 31/32 τῶν δεξιῶν *post* φρενῶν *transp.* ξ 32/33 καὶ τὸ] τὸ δὲ Μ 34 ἐστι] εἶναι Θ παρὰ δὲ τὸ οὖς Μ 36 *post* δεξιὸν^1 *add.* φλέβιον λεπτὸν Μ δ'^{1}] δὲ Θ 37 τὰ *om.* Μ 38 ἡ *om.* Μ 40 ἐπαγόμεθα Θ 41 ἡμῖν] ἡμέων Μ τοῦ σώματος] ἐκ τοῦ

4 Ihren Anfang hat sie wie die anderen in der Vererbung. Denn wenn von einem Phlegmatyp ein Phlegmatyp und von einem Galletyp ein Galletyp abstammt und von einem Schwindsüchtigen ein Schwindsüchtiger und von einem Milzkranken ein Milzkranker, 5 was hindert da, daß eines der Kinder, dessen Vater oder Mutter von dieser Krankheit befallen war, ebenfalls davon befallen wird? Kommt doch der Same von allen Teilen des Körpers, und zwar von den gesunden Teilen gesunder und von den kranken kranker! 6 Darin liegt ein weiterer Beweis, daß diese Krankheit um nichts göttlicher ist als die übrigen: Die Phlegmatypen befällt sie, wegen ihrer Konstitution, die Galletypen bekommen sie aber nicht. 7 Und doch, wenn sie göttlicher wäre als die anderen, dann müßte diese Krankheit alle Typen in gleicher Weise befallen und keinen Unterschied machen zwischen Galle- und Phlegmatyp.

3. In Wirklichkeit aber ist das Gehirn schuld an diesem Leiden, wie an den schlimmsten anderen Krankheiten. Auf welche Weise und aus welchem Grunde dies vor sich geht, das werde ich deutlich machen.

2 Das Gehirn des Menschen ist zweigeteilt wie bei allen anderen Lebewesen. In der Mitte wird es durch eine dünne Membran getrennt. Darum hat man nicht immer an derselben Stelle des Kopfes Schmerzen, sondern nur an einer Seite, manchmal aber auch am ganzen Kopf.

3 Aus dem ganzen Körper führen viele dünne Adern zu ihm hin, dazu zwei dicke, die eine von der Leber aus, die andere von der Milz. 4 Die von der Leber ausgehende verläuft so: Ein Teil der Ader erstreckt sich nach unten auf der rechten Seite unmittelbar entlang der Niere und der Lende in den inneren Schenkel und reicht bis zum Fuß. Diese heißt Hohlader. 5 Der zweite Ast führt nach oben durch das Zwerchfell und die Lunge auf der rechten Seite. Er bildet Abzweigungen zum Herzen und zum rechten Arm; 6 der Rest verläuft nach oben durch das Schlüsselbein zur rechten Seite des Halses unter die Haut, so daß man ihn sehen kann. Unmittelbar neben dem Ohr verschwindet er, und da teilt er sich.

7 Der dickste, größte und hohlste Strang endet im Gehirn, ein anderer im rechten Ohr, ein anderer im rechten Auge, noch ein anderer in der (rechten) Nase. So steht es mit den Adern, die von der Leber ausgehen. 8 Es erstreckt sich aber auch eine Ader von der Milz aus auf der linken Seite nach unten und oben, wie auch die von der Leber; sie ist aber dünner und schwächer.

4. Durch diese Adern atmen wir auch den größten Teil der Luft ein;

γὰρ ἡμῖν εἰσιν ἀναπνοαὶ τοῦ σώματος τὸν ἠέρα ἐς σφᾶς ἕλκουσαι καὶ ἐς τὸ σῶμα τὸ λοιπὸν ὀχετεύουσαι κατὰ τὰ φλέβια, καὶ ἀναψύχουσι καὶ πάλιν ἀφιᾶσιν. 2 οὐ γὰρ οἷόν τε τὸ πνεῦμα στῆναι, ἀλλὰ χωρεῖν ἄνω καὶ κάτω. ἢν γὰρ στῇ που καὶ ἀποληφθῇ, ἀκρατὲς γίνεται ἐκεῖνο τὸ μέρος καθ' ὃ ἂν στῇ. 3 τεκμήριον δέ· ὅταν γὰρ κατακειμένῳ ἢ καθημένῳ φλέβια πιεσθῇ, ὥστε τὸ πνεῦμα μὴ διεξιέναι ἀπὸ τῆς φλεβός, εὐθὺς νάρκη ἔχει. περὶ μὲν τῶν φλεβῶν οὕτως ἔχει.

5. Ἡ δὲ νοῦσος αὕτη γίνεται τοῖσι φλεγματίῃσι, τοῖσι δὲ χολώδεσιν οὔ. ἄρχεται δὲ φύεσθαι ἐπὶ τοῦ ἐμβρύου ἐν τῇ μήτρῃ ἐόντος. 2 καθαίρεται γὰρ καὶ ἀνθεῖ ὥσπερ τὰ ἄλλα μέλεα πρὶν ἢ γενέσθαι καὶ ὁ ἐγκέφαλος. 3 ἐν ταύτῃ δὲ τῇ καθάρσει ἢν μὲν καλῶς καὶ μετρίως καθαρθῇ καὶ μήτε πλέον μήτ' ἔλασσον τοῦ δέοντος ἀπορρυῇ, οὕτως ὑγιηροτάτην τὴν κεφαλὴν ἔχει. 4 ἢν δὲ πλέονα ῥυῇ ἀπὸ τοῦ παντὸς ἐγκεφάλου καὶ ἀπότηξις πολλὴ γένηται, νοσώδεά τε τὴν κεφαλὴν ἕξει αὐξόμενος καὶ ἤχου πλέην καὶ οὔτε ἥλιον οὔτε ψῦχος ἀνέξεται. 5 ἢν δὲ ἀπὸ ἑνός τινος γένηται ἢ ὀφθαλμοῦ ἢ ὠτὸς ἢ φλέψ τις συνισχνανθῇ, κεῖνο κακοῦται τὸ μέρος ὅπως ἂν καὶ | τῆς ἀποτήξιος ἔχῃ. 6 ἢν δὲ κάθαρσις μὴ ἐπιγένηται, ἀλλὰ συστραφῇ τῷ ἐγκεφάλῳ, οὕτως ἀνάγκη φλεγματώδεα εἶναι. 7 καὶ οἷσι μὲν παιδίοις ἐοῦσιν ἐξανθεῖ ἕλκεα καὶ ἐς τὴν κεφαλὴν καὶ ἐς τὰ ὦτα καὶ ἐς τὸν χρῶτα καὶ σιαλώδεα γίνεται καὶ μυξόρροα, ταῦτα μὲν ῥήιστα διάγει προϊούσης τῆς ἡλικίης. 8 ἐνταῦθα γὰρ ἀπίει καὶ ἐκκαθαίρεται τὸ φλέγμα, ὃ ἐχρῆν ἐν τῇ μήτρῃ καθαρθῆναι. καὶ τὰ οὕτω παιδευθέντα οὐ γίνεται ἐπίληπτα τῇ νούσῳ ταύτῃ ὡς ἐπὶ τὸ πολύ. 9 ὅσα δὲ καθαρά τέ ἐστι καὶ μήτε ἕλκος μηδὲν μήτε μύξα μήτε σίαλον αὐτοῖς προέρχεται μήτ' ἐν τῇσι μήτρῃσι πεποίηται τὴν κάθαρσιν, τούτοισι δὲ ἐπικίνδυνόν ἐστιν ἁλίσκεσθαι ὑπὸ ταύτης τῆς νούσου.

6. Ἢν δ' ἐπὶ τὴν καρδίην ποιήσηται ὁ κατάρροος τὴν πορείην, παλμὸς ἐπιλαμβάνει καὶ ἆσθμα, καὶ τὰ στήθεα διαφθείρεται, ἔνιοι δὲ καὶ κυφοὶ γίνονται. 2 ὅταν γὰρ ἐπικατέλθῃ τὸ φλέγμα ψυχρὸν ἐπὶ τὸν πλεύμονα καὶ τὴν καρδίην, ἀποψύχεται τὸ αἷμα, αἱ δὲ φλέβες πρὸς βίην ψυχόμεναι πρὸς τῷ πλεύμονι καὶ τῇ καρδίῃ πηδῶσι καὶ ἡ καρδίη πάλλεται, ὥστε ὑπὸ τῆς ἀνάγκης ταύτης τὸ ἆσθμα ἐπιπίπτειν καὶ τὴν ὀρθοπνοίην. 3 οὐ γὰρ δέχεται τὸ πνεῦμα ὅσον ἐθέλει,

---

ΘΜ

στόματος καὶ Θ ἕλκομεν Θ 42 ὀχετεύουσι Θ καὶ κατὰ Μ 43 οιονται Θ ἀλλ' Θ ἀναχωρέει Θ; *ad constructionem cf.* 11,2 *et Aer.* 9.63,25 *Hbg.* τε καὶ Θ 44 καθότι Θ; *cf.* 9,5 45 γὰρ *om.* Θ καθημένῳ ἢ κατακειμένῳ *transp.* Μ πνεῦμα] αἷμα Θ 46 ἀπὸ] διὰ Θ νάρκα Θ καὶ τῶν λοιπῶν *post* φλεβῶν *add.* Μ 47 μὲν *post* τοῖσι *add.* Μ; *cf.* 15,5 49 μέρεα Μ ἢ *om.* Μ 50 μήτ'] μήτε Μ 51 πλέονα – 52 γένηται] πλείω ἀπὸ παντὸς τοῦ ἐγκεφάλου γένηται ἡ ἀπότηξις Μ 52 τε *om.* Θ 53 αὐξανόμενος Θ 54 ἀπὸ *ante* ὀφθ. Μ 55 ἐκεῖνος κακοῦται οὕτως ὁκοίως ἂν Μ 57 καὶ[2] *om.* Μ 58 τὸν ἄλλον χρῶτα Μ γένηται Μ 59 ἀπίει] ἀφίει ΘΜ: *correxi* 60 ἐς τὴν μήτρην Μ παιδευθέντα] καθαρθέντα Μ 60/61 οὐκ ἐπίληπτα γίνεται ταύτῃ τῇ νούσῳ *transp.* Μ 61 ὡς *om.* Θ 62 αὐτοῖς *om.* Μ προέρχεται μήτ'] π. μηθὲν μήτε Μ 64 δὲ Μ ποιήσεται Μ, *corr.* Μ[2] κατάρρους Μ 65 ἄσθματα Μ 66 φλέγμα] πνεῦμα Θ καὶ] ἢ ἐπὶ Μ 68 τὰ ἄσθματα Μ 69 δέχεσθαι τὸ

denn dies sind unsere Atmungsorgane, indem sie die Luft in sich hineinziehen und in den übrigen Körper befördern. Diesen kühlen sie ab und lassen die Luft dann wieder heraus. 2 Denn die Luft darf nicht stillstehen, sondern muß sich auf und ab bewegen. Wenn sie nämlich irgendwo stillsteht und abgesperrt wird, wird der Körperteil, in dem sie stillsteht, kraftlos. 3 Beweis: Wenn jemandem im Liegen oder Sitzen Äderchen abgedrückt werden, so daß die Luft von der Hauptader her nicht mehr hindurchgehen kann, schlafen die Glieder sofort ein. Soviel über die Adern.

5. Diese Krankheit befällt die Phlegmatypen, nicht aber die Galletypen. Die Entwicklung dazu beginnt beim Embryo, während er (noch) im Uterus ist. 2 Denn auch das Gehirn wird, wie die anderen Organe, vor der Geburt gereinigt und hat Ausscheidungen. 3 Wenn es bei dieser Reinigung im rechten Maß gereinigt wird, d. h. wenn nicht mehr und nicht weniger als nötig ist abfließt, so hat das Kind einen ganz gesunden Kopf. 4 Wenn aber zuviel vom ganzen Gehirn abfließt und die Verflüssigung groß ist, dann wird das Kind, wenn es heranwächst, einen kranken Kopf haben, der voll von Geräuschen ist, und es wird weder Wärme noch Kälte aushalten können. 5 Wenn aber (die Verflüssigung) nur von einem Teil (des Kopfes) ausgeht, etwa von einem Auge oder einem Ohr, oder wenn eine Ader schrumpft, so wird jener Teil in dem Maße geschädigt, in dem er an der Verflüssigung teilhat.

6. Wenn aber keine Reinigung erfolgt, sondern sich (die Feuchtigkeit) im Gehirn zusammenzieht, so muß das Kind zum Phlegmakranken werden. 7 Wem aber noch als kleinem Kind Geschwüre am Kopf ausschlagen und an den Ohren und auf der Haut und wem Speichel und Schleim abgeht, der kommt bei fortschreitendem Alter am besten davon. 8 Denn da läuft das Phlegma ab und wird herausgespült, von dem er schon im Uterus hätte gereinigt werden müssen. Kinder, die auf diese Weise aufgewachsen sind, werden meistens nicht von dieser Krankheit befallen. 9 Diejenigen aber, die rein sind und bei denen sich kein Geschwür zeigt und auch kein Schleim und kein Speichel hervortritt und die auch im Uterus keine Reinigung durchgemacht haben, die laufen Gefahr, von dieser Krankheit befallen zu werden.

6. Wenn nun der Herabfluß seinen Weg zum Herzen nimmt, so treten Herzklopfen und Asthma auf, und die Brust wird krank, einige werden sogar bucklig. 2 Denn wenn das kalte Phlegma zur Lunge und zum Herzen herunterkommt, kühlt das Blut sich ab; die Adern, mit Gewalt abgekühlt, schlagen gegen die Lunge und das Herz, und das Herz klopft, so daß aus diesem Grunde Asthma und Atemnot eintreten. 3 Denn der Kranke kann nicht soviel Luft bekommen wie er möchte, bis

ἄχρι κρατηθῇ τοῦ φλέγματος τὸ ἐπιρρυὲν καὶ διαθερμανθὲν διαχυθῇ ἐς τὰς φλέβας. ἔπειτα παύεται τοῦ παλμοῦ καὶ τοῦ ἄσθματος. 4 παύεται δέ, ὅπως ἂν καὶ τοῦ πλήθεος ἔχῃ· ἢν μὲν γὰρ πλέον ἐπικαταρρυῇ, σχολαίτερον, ἢν δ' ἔλασσον, θᾶσσον, καὶ ἢν | πυκνότεροι ἔωσιν οἱ κατάρροοι, πυκνότερα ἐπίληπτος γίνεται. 5 ταῦτα μὲν οὖν πάσχει, ἢν ἐπὶ τὸν πλεύμονα καὶ τὴν καρδίην ἴῃ, ἢν δ' ἐς τὴν κοιλίην, διάρροιαι λαμβάνουσιν.

7. Ἢν δὲ τουτέων μὲν τῶν ὁδῶν ἀποκλεισθῇ, ἐς δὲ τὰς φλέβας ἃς προείρηκα τὸν κατάρροον ποιήσηται, ἄφωνος γίνεται καὶ πνίγεται καὶ ἀφρὸς ἐκ τοῦ στόματος ῥεῖ, καὶ οἱ ὀδόντες συνηρείκασι, καὶ αἱ χεῖρες συσπῶνται καὶ τὰ ὄμματα διαστρέφονται, καὶ οὐδὲν φρονέουσιν, ἐνίοισι δὲ καὶ ὑποχωρεῖ κάτω. 2 (καὶ ταῦτα γίνεται ἐνίοτε μὲν ἐς τὰ ἀριστερά, ὁτὲ δὲ ἐς τὰ δεξιά, ὁτὲ δὲ ἐς ἀμφότερα.) 3 ὅπως δὲ τούτων ἕκαστον πάσχει, ἐγὼ φράσω· ἄφωνος μέν ἐστιν ὅταν ἐξαίφνης τὸ φλέγμα ἐπικατελθὸν ἐς τὰς φλέβας ἀποκλείσῃ τὸν ἠέρα καὶ μὴ παραδέχηται μήτ' ἐς τὸν ἐγκέφαλον μήτ' ἐς τὰς φλέβας τὰς κοίλας μήτε ἐς τὰς κοιλίας, ἀλλ' ἐπιλάβῃ τὴν ἀναπνοήν. 4 ὅταν γὰρ λάβῃ ἄνθρωπος κατὰ τὸ στόμα καὶ τοὺς μυκτῆρας τὸ πνεῦμα, πρῶτον μὲν ἐς τὸν ἐγκέφαλον ἔρχεται, ἔπειτα δ' ἐς τὴν κοιλίην τὸ πλεῖστον μέρος, τὸ δ' ἐπὶ τὸν πλεύμονα, τὸ δ' ἐπὶ τὰς φλέβας. ἐκ τουτέων δὲ σκίδναται ἐς τὰ λοιπὰ μέρεα κατὰ τὰς φλέβας. 5 καὶ ὅσον μὲν ἐς τὴν κοιλίην ἔρχεται, τοῦτο μὲν τὴν κοιλίην διαψύχει καὶ ἄλλο οὐδὲν συμβάλλεται. τωὐτὸ δὲ ⟨τὸ⟩ ἐς τὸν πλεύμονα. 6 ὁ δὲ ἐς τὰς φλέβας ἀὴρ συμβάλλεται ἐς τὰς κοιλίας ἐσιὼν {καὶ ἐς τὸν ἐγκέφαλον} καὶ οὕτω τὴν φρόνησιν καὶ τὴν κίνησιν τοῖσι μέλεσι παρέχει, 7 ὥστ' ἐπειδὰν ἀποκλεισθῶσιν αἱ φλέβες τοῦ ἠέρος ὑπὸ τοῦ φλέγματος | καὶ μὴ παραδέχωνται, ἄφωνον καθιστᾶσι καὶ ἄφρονα τὸν ἄνθρωπον. 8 αἱ δὲ χεῖρες ἀκρατέες γίνονται καὶ σπῶνται τοῦ αἵματος ἀτρεμίσαντος καὶ οὐ διαχεομένου ὥσπερ ἐώθει. 9 καὶ οἱ ὀφθαλμοὶ δὲ διαστρέφονται τῶν φλεβίων ἀποκλειομένων τοῦ ἠέρος καὶ σφυζόντων. 10 ἀφρὸς δ' ἐκ τοῦ στόματος προέρχεται ἐκ τοῦ πλεύμονος. ὅταν γὰρ τὸ πνεῦμα μὴ ἐσίῃ ἐς αὐτόν, ἀφρεῖ καὶ ἀναβλύει ὥσπερ ἀποθνήσκων. 11 ἡ δὲ κόπρος ὑπέρχεται ὑπὸ βίης πνιγομένου, πνίγεται δὲ τοῦ ἥπατος καὶ τῆς ἄνω κοιλίης πρὸς τὰς φρένας προσπεπτωκότων καὶ τοῦ στομάχου τῆς γαστρὸς ἀπειλημμένου. προσ-

---

ΘΜ

πνεῦμα ἐθέλει Μ ἐθέλει] *fortasse* εἰώθει; *cf.* 7,11 70 ἄχρι] μέχρις Μ ὑπὸ τοῦ φλέγματος Μ 72 πλήνθεος Θ 73 ἢν μὲν Μ 74 οὖν *om.* Θ ἴῃ] εἴη Μ: ἧι Θ: *corr.* M[2] *vel* M[1] 76 τούτων Θ 77 ἄφωνός τε Μ 78 ἐκρέει Μ συνήρκασι Μ 79 ὑποχωρέει ἡ κόπρος Μ 80 ἐνίοτε] ὁτὲ Μ δὲ[2]] δ' Θ 82 φλέγμα] πνεῦμα Μ ἐς] ἐπὶ Θ 82 παραδέχηται *dubia lectio* 83 μήτ' *(bis)*] μήτε Μ μήτε ἐς τὰς κοιλίας *om.* Θ 84 λ.]ἐπιλάβῃ Μ ἄνθρ. ΘΜ 85 δὲ Μ 86 δ'[1]] δὲ Μ 87 τούτων Θ ἐς] ἐπὶ Θ τὰς φλέβας] τὰ φλέβια *coni.* Regenbogen; *cf.* 4,1 88 ἔρχεται – κοιλίην *om.* Μ 89 τωὐτὸ δὲ τὸ] τοῦτο δ' Μ: ὁ δ' Θ: *corr.* Cornarius ὁ δ' ἐς τὸν πλεύμονα τε καὶ στὰς φλέβας Θ 90 καὶ – ἐγκέφαλον *secl.* Diller ἐγκέφαλον]ἐ. ἔρχεται Θ 91 ὥστε Μ 92 παραδέχονται ΘΜ: *corr.* R. 93 τοῦ *om.* Θ 1 διαδεχομένου Μ δὲ *om.* Μ; cf. 3,3 4 ἑωυτὸν Μ ἀφρίει Θ: ἀφρέει Μ 5 κοιλίης ἄνω *transp.* Μ 6 φρένας] φλέβας

der Zufluß des Schleimes bewältigt wird, sich erwärmt und in den Adern verläuft. Dann wird er vom Herzklopfen und vom Asthma befreit, 4 und zwar entsprechend der Menge: Wenn mehr von oben zufließt, langsamer, wenn weniger, schneller, und wenn die Herabflüsse häufiger eintreten, wird er häufiger befallen. 5 Das nun erleidet er, wenn das Phlegma zur Lunge und zum Herzen geht; geht es dagegen in den Bauch, befällt ihn Durchfall.

7. Wenn das Phlegma von diesen Wegen abgeschnitten wird, dagegen aber in die vorher erwähnten Adern herabfließt, verliert der Kranke die Sprache und wird gewürgt. Schaum fließt aus seinem Mund, er beißt die Zähne aufeinander, die Hände krampfen sich zusammen, die Augen verdrehen sich, und die Kranken sind nicht bei Besinnung. Bei manchen geht auch Kot ab. 2 (Diese Erscheinungen treten bald auf der linken Seite auf, bald auf der rechten, bisweilen auf beiden zugleich.) 3 Wie es zu jedem einzelnen dieser Symptome kommt, will ich erklären. Der Kranke verliert die Sprache, wenn plötzlich das Phlegma in die Adern herunterkommt und die Luft absperrt und sie nicht hereinläßt, weder in das Gehirn noch in die hohlen Adern noch in die Hohlräume, sondern die Atemgänge verschließt. 4 Denn wenn der Mensch durch Mund und Nase die Luft aufgenommen hat, geht sie zuerst in das Gehirn, danach zum größten Teil in den Bauch, dann aber auch teils in die Lungen, teils in die Adern. Aus diesen verteilt sie sich zu den übrigen Körperteilen über die (übrigen) Adern. 5 Was dabei in den Bauch geht, das kühlt ihn ab, hat aber sonst keinen Nutzen. Dasselbe gilt von der Luft in der Lunge. 6 Diejenige Luft aber, die in die Adern geht, nützt, indem sie in die Hohlräume eindringt {und in das Gehirn} und so Bewußtsein und Bewegung den Gliedern verleiht, 7 so daß, wenn die Adern durch das Phlegma von der Luft abgeschnitten sind und diese nicht mehr aufnehmen können, sie dem Menschen Sprache und Bewußtsein nehmen. 8 Die Hände aber werden kraftlos und verkrampfen sich, wenn das Blut stockt und sich nicht wie gewohnt verteilt. 9 Die Augen verdrehen sich, wenn die kleinen Adern von der Luftzufuhr abgeschnitten werden und zucken. 10 Schaum, der aus dem Mund austritt, kommt aus der Lunge; wenn nämlich die Luft nicht in sie hineingeht, so schäumt und sprudelt er wie ein Sterbender. 11 Der Kot geht ab durch die Gewalt des Anfalls, wenn der Kranke zu ersticken droht. Das tritt ein, wenn die Leber und der obere Teil des Bauches gegen das Zwerchfell gedrückt werden und der Mageneingang versperrt wird. Dieser Druck tritt ein, wenn der Atem

πίπτει δ', ὅταν τὸ πνεῦμα μὴ ἐσίῃ ἐς τὸ σῶμα ὅσον ἐώθει. **12** λακτίζει δὲ τοῖσι ποσίν, ὅταν ὁ ἀὴρ ἀποκλεισθῇ ἐν τοῖσι σκέλεσι καὶ μὴ οἷός τε ᾖ διεκδῦναι ἔξω ὑπὸ τοῦ φλέγματος· ἀίσσων δὲ διὰ τοῦ αἵματος ἄνω καὶ κάτω σπασμὸν ἐμποιεῖ καὶ ὀδύνην. διὸ λακτίζει.

13 ταῦτα δὲ πάσχει πάντα, ὁπόταν τὸ φλέγμα παραρρυῇ ψυχρὸν ἐς τὸ αἷμα θερμὸν ἐόν. ἀποψύχει γὰρ καὶ ἵστησι τὸ αἷμα. **14** κἢν μὲν πολὺ τὸ ῥεῦμα ᾖ καὶ παχύ, αὐτίκα ἀποκτείνει. κρατεῖ γὰρ τοῦ αἵματος τῷ ψυχρῷ καὶ πήγνυσιν. **15** ἢν δ' ἔλασσον ᾖ, τὸ μὲν παραυτίκα κρατεῖ ἀποφράξαν τὴν ἀναπνοήν, ἔπειτα τῷ χρόνῳ, ὁπόταν σκεδασθῇ κατὰ τὰς φλέβας καὶ μιγῇ τῷ αἵματι πολλῷ ἐόντι καὶ θερμῷ, ἢν κρατηθῇ, οὕτως ἐδέξαντο τὸν ἠέρα αἱ φλέβες, καὶ ἐφρόνησαν.

8. Καὶ ὅσα μὲν σμικρὰ παιδία κατάληπτα γίνεται τῇ νούσῳ ταύτῃ, τὰ πολλὰ ἀποθνήσκει, ἢν πολὺ τὸ ῥεῦμα ἐπιγένηται καὶ νότιον. **2** τὰ γὰρ φλέβια λεπτὰ ἐόντα οὐ δύναται παραδέχεσθαι τὸ | φλέγμα ὑπὸ πάχεος καὶ πλήθεος, ἀλλὰ ἀποψύχεται καὶ πήγνυται τὸ αἷμα, καὶ οὕτως ἀποθνήσκει. **3** ἢν δὲ ὀλίγον ᾖ καὶ μὴ ἐς ἀμφοτέρας τὰς φλέβας τὸν κατάρροον ποιήσηται, ἀλλ' ἐπὶ θάτερα, περιγίνονται ἐπίσημα ἐόντα. **4** ἢ γὰρ στόμα παρέσπασται ἢ ὀφθαλμὸς ἢ αὐχὴν ἢ χείρ, ἢ πόθεν ἂν τὸ φλέβιον πληρωθὲν τοῦ φλέγματος κρατηθῇ καὶ ἀπισχνανθῇ. **5** τούτῳ οὖν τῷ φλεβίῳ ἀνάγκη ἀσθενέστερον εἶναι καὶ ἐνδεέστερον τοῦτο τοῦ σώματος τὸ βλαβέν. ἐς δὲ τὸν πλείω χρόνον ὠφελεῖ ὡς ἐπὶ τὸ πολύ· οὐ γὰρ ἔτι ἐπίληπτον γίνεται, ἢν ἅπαξ ἐπισημανθῇ, διὰ τόδε· **6** ὑπὸ τῆς ἀνάγκης ταύτης αἱ φλέβες αἱ λοιπαὶ κακοῦνται καὶ μέρος τι συνισχναίνονται, ὥστε τὸν μὲν ἠέρα δέχεσθαι, τοῦ δὲ φλέγματος τὸν κατάρροον μηκέτι ὁμοίως ἐπικαταρρεῖν. ἀσθενέστερα μέντοι ὁμοίως τὰ μέλεα εἰκὸς εἶναι τῶν φλεβῶν κακωθεισέων. **7** οἷσι δ' ἂν βόρειόν τε καὶ πάνυ ὀλίγον παραρρυῇ καὶ ἐς τὰ δεξιά, ἀσήμως περιγίνονται, κίνδυνος δὲ συντραφῆναι καὶ συναυξηθῆναι, ἢν μὴ μελεδανθῶσι τοῖς ἐπιτηδείοισι. **8** τοῖσι μὲν νῦν παιδίοισιν οὕτω γίνεται ἢ ὅ τι τούτων ἐγγύτατα.

9. Τοὺς δὲ πρεσβυτέρους οὐκ ἀποκτείνει ὅταν ἐπιγένηται, οὐδὲ διαστρέφει.

ΘΜ, *usque ab* 19 παραδέχεσθαι ΘΜC

Θ καὶ τῆς γαστρὸς κατειλημμένων Θ 7 δὲ Μ σῶμα] στόμα Μ 8 διεκδυῆναι Μ 9 δὲ *om.* Μ 11 ὁπόταν] ὁποιαν Θ: ὁκόταν Μ τὸ *om.* Θ ψυχρὸν παραρρυῇ *transp.* Μ 12 καὶ ἢν Θ τὸ ῥεῦμα πολὺ *transp.* Μ; *cf.* 8,1 13 ψυχρῷ] ψύχει Μ 14 δὲ Μ ἀναπνοίην Μ 16 ἢν] *fort.* καὶ 17 παιδία σμικρὰ *transp.* Μ 19 παραδέχεσθαι ΜC: ὑποδέχ. Θ ἀλλ' C 21 μὴ *om.* ΘΜ κατάρουν C ἀλλ'] ἢ ἐς τὰ ΘΜ; *vide p. 41* περιγίνεται Μ: -γίγνεται C 22 παρὰ σπᾶται Μ: παρασπᾶται C 22/23 χεὶρ ἢ αὐχὴν *transp.* Θ 23 ἢ[2] *om.* Μ; *cf.* 5,5 πόθεν] ὁκόθεν ΜC τὸ] *fortasse* τι κρατηθὲν C καὶ ἀπισχνανθῇ *om.* Μ, *in mg. suppl.* Μ[2] ἐπισχνανθῇ C 24 ἀσθενεστέρῳ ΘC τοῦτο τοῦ] τοῦ τοιου Θ 27 λοιπαὶ] *fortasse* κοῖλαι ὡς Μ 28 τὸν *om.* Μ μηκέθ' C ἐπικατάρρειν *(sic)* Θ: παραρρέειν Μ: παραρρεῖν C 29 μέρεα C κακωθεισῶν Θ: κακοθεισέων Μ: κακοθεισῶν C 30 ἂν βόρειόν] ἀτελείοισι Μ, ἂν τελ. Μ[2] κἢν πάνυ C 31 δὲ] τε C συγγραφῆναι Θ συναυξηνθῆναι C μελεδανθῶσι] θεραπευθῶσι ΘΜ 32 νῦν] οὖν Μ οὕτως C ἐγγυτάτω Μ 33 ἀποκτένει Μ οὐδὲ] οὔτε C

nicht wie gewohnt in den Körper kommt. 12 Er schlägt mit den Füßen, wenn die Luft in den Gliedmaßen abgesperrt wird und infolge des Phlegmas nicht mehr in der Lage ist, nach außen durchzudringen. So eilt die Luft durch das Blut auf und ab, wodurch sie Krampf und Schmerz verursacht. Deshalb schlägt er mit den Füßen.

13 Alles dieses erleidet er, wenn das kalte Phlegma in das warme Blut fließt. Dadurch kühlt es das Blut ab und bringt es zum Stillstand. 14 Wenn der Fluß stark und dick ist, tötet er sofort, weil er das Blut durch seine Kälte bewältigt und erstarren läßt. 15 Ist er aber weniger stark, dann gewinnt er zwar fürs erste die Oberhand und versperrt die Luftwege; wenn er sich aber mit der Zeit über die Adern verteilt und mit dem vielen warmen Blut vermischt hat – wenn er überwältigt worden ist, so nehmen die Adern die Luft wieder auf und (die Kranken) gewinnen das Bewußtsein zurück.

8. Werden kleine Kinder von dieser Krankheit befallen, so gehen sie in der Mehrzahl zugrunde, wenn der Fluß stark ist und Südwind herrscht. 2 Denn die kleinen Adern können, da sie (noch) dünn sind, das Phlegma wegen seiner Dicke und Menge nicht aufnehmen, sondern das Blut wird kalt und starr, und so sterben sie. 3 Wenn aber (der Fluß) gering ist und nicht in beide Adern hinabfließt, sondern nur nach einer Seite, so kommen sie durch, allerdings sind sie gezeichnet: 4 Entweder ist ihr Mund verzogen oder ein Auge oder der Hals oder eine Hand, oder wo sonst ein Äderchen von der Menge des Schleimes überwältigt und verengt wurde. 5 Dieses Äderchen nun muß notwendig schwächer und der geschädigte Körperteil anfälliger sein. Auf längere Zeit (betrachtet) nützt es aber meistens; denn das Kind wird, wenn es einmal gezeichnet ist, nicht mehr befallen, aus folgendem Grund: 6 Infolge dieses Anfalles werden die übrigen Adern geschädigt und zum Teil verengt, so daß sie die Luft noch aufnehmen, der Schleimfluß aber nicht mehr in gleicher Stärke hinzufließen kann. Jedoch sind diese Körperteile dann natürlich schwächer, da die Adern geschädigt worden sind. 7 Kinder dagegen, denen bei Nordwind ganz wenig zur rechten Seite hin fließt, kommen davon, ohne gezeichnet zu werden; es besteht jedoch die Gefahr, daß (die Krankheit) sich festsetzt und mit ihnen wächst, wenn sie nicht mit den geeigneten Mitteln behandelt werden. 8 Bei den Kindern nun verläuft die Krankheit so oder ähnlich.

9. Ältere Leute dagegen, die sie befällt, tötet sie nicht und entstellt sie nicht; 2 denn ihre Adern sind geräumig und voll von warmem

2 αἵ τε γὰρ φλέβες εἰσὶ κοῖλαι καὶ αἵματος μεσταὶ θερμοῦ. διὸ οὐ δύναται ἐπικρατῆσαι τὸ φλέγμα οὐδὲ ἀποψύξαι τὸ αἷμα ὥστε καὶ πῆξαι, ἀλλ' αὐτὸ κρατεῖται καὶ καταμίγνυται τῷ αἵματι ταχέως, καὶ οὕτω παραδέχονται αἱ φλέβες τὸν ἠέρα καὶ τὸ φρόνημα ἐγγίνεται τά τε σημεῖα τὰ προειρημένα ἧσσον ἐπιλαμβά|νει διὰ τὴν ἰσχύν.

3 τοῖσι δὲ πρεσβυτάτοις ὅταν ἐπιγένηται τοῦτο τὸ νόσημα, διὰ τόδε ἀποκτείνει ἢ παράπληκτον ποιεῖ, ὅτι αἱ φλέβες κεκένωνται καὶ τὸ αἷμα ὀλίγον τ' ἐστὶ καὶ λεπτὸν καὶ ὑδαρές. 4 ἢν μὲν οὖν πολὺ καταρρυῇ καὶ χειμῶνος, ἀποκτείνει· ἀπέφραξε γὰρ τὰς ἀναπνοὰς καὶ ἀπέπηξε τὸ αἷμα, ἢν ἐπ' ἀμφότερα ὁ κατάρροος γένηται, 5 ἢν δ' ἐπὶ θάτερα μοῦνον, παράπληκτον ποιεῖ· οὐ γὰρ δύναται τὸ αἷμα ἐπικρατῆσαι τοῦ φλέγματος λεπτὸν ἐὸν καὶ ψυχρὸν καὶ ὀλίγον, ἀλλ' αὐτὸ κρατηθὲν ἐπάγη ὥστε ἀκρατέα εἶναι κεῖνα καθ' ἃ τὸ αἷμα διεφθάρη.

10. Ἐς δὲ τὰ δεξιὰ μᾶλλον καταρρεῖ ἢ ἐς τὰ ἀριστερά, ὅτι αἱ φλέβες ἐκεῖ κοιλότεραί εἰσι καὶ πλέονες ἢ ἐν τοῖς ἀριστεροῖς. {ἀπὸ γὰρ τοῦ ἥπατος τείνουσι καὶ ἀπὸ τοῦ σπληνός.} 2 ἐπικαταρρεῖ δὲ καὶ ἀποτήκεται τοῖσι μὲν παιδίοισι μάλιστα, οἷς ἂν διαθερμανθῇ ἡ κεφαλὴ ἤντε ὑπὸ ἡλίου ἤντε ὑπὸ πυρὸς {ἤντε} καὶ ἐξαπίνης φρίξῃ ὁ ἐγκέφαλος. τότε γὰρ ἀποκρίνεται τὸ φλέγμα. 3 ἀποτήκεται μὲν γὰρ ἐκ τῆς θερμασίης καὶ διαχύσιος τοῦ ἐγκεφάλου, ἐκκρίνεται δὲ ὑπὸ τῆς ψύξιός τε καὶ συστάσιος, καὶ οὕτως ἐπικαταρρεῖ. 4 τοῖσι μὲν αὕτη ἡ πρόφασις γίνεται, τοῖσι δὲ καὶ ἐπειδὰν ἐξαπίνης μετὰ βόρεια πνεύματα νότος μεταλάβῃ, συνεστηκότα τὸν ἐγκέφαλον καὶ ἀσθενέα ἐόντα ἔλυσε καὶ ἐχάλασεν ὥστε πλημυρεῖν τὸ φλέγμα, | καὶ οὕτω τὸν κατάρροον ποιεῖται. 5 ἐπικαταρρεῖ δὲ καὶ ἐξ ἀδήλου φόβου γινομένου, καὶ ἢν δείσῃ βοήσαντός τινος, ἢ μεταξὺ κλαίων μὴ οἷός τε ᾖ τὸ πνεῦμα ταχέως ἀναλαβεῖν, οἷα γίνεται παιδίοισι πολλάκις. 6 ὅ τι δ' ἂν τούτων αὐτῷ γένηται, εὐθὺς ἔφριξε τὸ σῶμα καὶ ἄφωνος γενόμενος τὸ πνεῦμα οὐχ εἵλκυσεν, ἀλλὰ τὸ πνεῦμα ἠρέμασε καὶ ὁ ἐγκέφαλος συνέστη καὶ τὸ αἷμα ἐστάθη, καὶ οὕτως ἀπεκρίθη καὶ ἐπικατερρύη τὸ φλέγμα. 7 τοῖσι μὲν παιδίοισιν αὗται αἱ προφάσιες τῆς ἐπιλήψιός εἰσι τὴν ἀρχήν, τοῖσι δὲ πρεσβύ-

ΘMC

34 αἵματος μεσταὶ θερμοῦ] αἵματος θερμαὶ C διὸ] ὅτι M: διότι C: ἃ Θ: *correxi* 35 οὐδ' M 36 καταμήγνυται Θ 37 ἐγγίν. Θ: γιν. M 39 τόδε] τοῦτο M 40 τ'] τε Θ: τι C ἐστὶ] ἔτι C 42 ἀπέφραξε] ἀπέπνιξε M 43 μόνον C 45 ὥστε – εἶναι] ὡς τὸ αὐτὸ κρατέα εἶναι C διαφθαρῇ M 46 δεξιὰ δὲ *transp.* C 46/47 ἐκεῖ κοιλότεραί εἰσι] ἐπικοιλότεραι εἰσὶ Θ: εἰσὶ κοιλότεραι MC: *corr.* Schneider 47/48 ἀπὸ – σπληνός *secl.* Regenbogen 47 ἀπὸ γὰρ] ὅτι ἀπὸ Θ 47/48 τείνουσι καὶ] τείνουσιν ηαι Θ 49 οἷς] οἷσι δ' M ἤντε³ *secl.* Li. 50 τότε γὰρ] καὶ τότε M 51 ἐκ] ἀπὸ ΘC θερμασίης] θέρμης M καὶ *om.* C διαχύσεως Θ: διαχύσιο // M: διαχύσει C ἀποκρίνεται M ἀπὸ M 53 ἐπειδὰν καὶ *transp.* Θ μεταβόρεια M 54 μεταλάβῃ] μεταβάλλει M, γρ. μεταβάλῃ M *in mg.*: μεταβάλλῃ C ἀ. ὄντα ΘC: ἀσθενέοντα M: εὐσθενέοντα H² ἐξαίφνης *post* ἐχ. *add.* MC 55 πλημυρῃν Θ: πλημμύρειν M: πλημμυρεῖν C οὕτως C 56 *malim* γενομένου καὶ – βοήσαντός] ἢν δείσῃ μὲν ἢ βοήσαντος M: καὶ ἢν δείσῃ ἢ φοβήσαντος C ἢ καὶ μεταξὺ C 57 μὴ] μηκέτι C οἷός] οι // Θ ταχέως τὸ πνεῦμα *transp.* C γίνεσται Θ 58 δ' *om.* M αὐτῷ] αὐτῶν M γίνεται M 59 ἠρέμησε M 60 ἐστάθη] ἔστη M 61 ἐπιληψίης Θ 61/62 πρεσβυτάτοισιν C

Blut; deswegen kann der Schleim das Blut nicht überwältigen und bis zur Erstarrung abkühlen, sondern er selbst wird überwältigt und vermischt sich schnell mit dem Blut, und so nehmen die Adern die Luft in sich auf, das Bewußtsein bleibt erhalten, und die oben geschilderten Symptome stellen sich bei ihnen in geringerem Maße ein wegen ihrer Stärke.

3 Befällt diese Krankheit aber alte Menschen, so sterben sie oder werden schlagflüssig; denn ihre Adern sind leer, und ihr weniges Blut ist dünn und wässerig. 4 Wenn (das Phlegma) nun in Menge herabfließt und Winterszeit ist, tötet es sie; denn es verstopft die Atemwege und läßt das Blut erstarren, wenn der Herabfluß nach beiden Seiten geht; 5 geht er dagegen nur nach einer Seite, so macht er sie schlagflüssig; denn das Blut vermag, da es dünn, kalt und wenig ist, das Phlegma nicht zu überwältigen, sondern wird selbst bezwungen und erstarrt, so daß jene Teile, in denen das Blut verdorben ist, kraftlos sind.

10. Dabei fließt es mehr nach der rechten als der linken Seite, weil dort die Adern geräumiger und zahlreicher sind als auf der linken Seite. {Es erstrecken sich nämlich Adern sowohl von der Leber als auch von der Milz aus.}

2 Das Phlegma fließt herab und verflüssigt sich vor allem bei Kindern, wenn ihr Kopf durch Sonne oder Feuer erwärmt und ihr Gehirn darauf plötzlich abgekühlt wird; denn dann sondert sich das Phlegma ab. 3 Es verflüssigt sich nämlich durch Erwärmung und Lockerung des Gehirns, sondert sich aber ab infolge seiner Abkühlung und Zusammenziehung, und so fließt es herab. 4 Bei den einen ist dieses der Anlaß, dagegen bei anderen auch, wenn nach Nordwinden plötzlich Südwind auftritt; dieser löst und erweicht das zusammengedrängte und kranke Gehirn, so daß das Phlegma überfließt, und so kommt es zum Herabfluß. 5 Es fließt aber auch herab, wenn das Kind Angst bekommt aus irgendeinem unersichtlichen Grunde, oder wenn es sich fürchtet, weil jemand geschrien hat, oder auch, wenn es mitten im Weinen nicht imstande ist, schnell zu Atem zu kommen, was bei Kindern häufig vorkommt. 6 Was aber auch immer davon ihm zustößt: Ein Schauer überläuft seinen Körper, es verliert die Sprache und zieht die Luft nicht mehr ein, sondern diese stockt und das Gehirn zieht sich zusammen und das Blut erstarrt, und so wird das Phlegma abgeschieden und fließt herab.

7 Bei den Kindern sind dieses die ersten Anlässe des Anfalls. Für

τῃσιν ὁ χειμὼν πολεμιώτατός ἐστιν. 8 ὅταν γὰρ παρὰ πυρὶ πολλῷ διαθερμανθῇ τὴν κεφαλὴν καὶ τὸν ἐγκέφαλον, ἔπειτα ἐν ψύχει γένηται καὶ ῥιγώσῃ, ἢ καὶ ἐκ ψύχεος ἐς ἀλέην ἔλθῃ καὶ παρὰ πῦρ πολύ, τὸ αὐτὸ τοῦτο πάσχει καὶ οὕτως ἐπίληπτος γίνεται κατὰ τὰ προειρημένα. 9 κίνδυνος δὲ πολὺς καὶ ἦρος παθεῖν τωὐτὸ τοῦτο, ἢν ἡλιωθῇ ἡ κεφαλή, τὸ δὲ θέρος ἥκιστα· οὐ γὰρ γίνονται μεταβολαὶ ἐξαπιναῖοι. 10 ὅταν δὲ εἴκοσιν ἔτεα παρέλθῃ, οὐκέτι ἡ νοῦσος αὕτη ἐπιλαμβάνει, ἢν μὴ ἐκ παιδίου σύντροφος ᾖ, ἀλλ' ἢ ὀλίγους ἢ οὐδένα· 11 αἱ γὰρ φλέβες αἵματος μεσταὶ πολλοῦ εἰσι καὶ ὁ ἐγκέφαλος συνέστηκε καὶ ἐστὶ στιφρός, ὥστ' οὐκ ἐπικαταρρεῖ ἐς τὰς φλέβας ταύτας. ἢν δ' ἐπικαταρρυῇ, τοῦ αἵματος οὐ κρατεῖ πολλοῦ ἐόντος καὶ θερμοῦ.

11. ᾧ δ' ἀπὸ παιδίου συνηύξηται καὶ συντέθραπται, ἔθος πεποίηται ἐν τῇσι μεταβολῇσι τῶν πνευμάτων τοῦτο πάσχειν, καὶ ἐπίλη|πτον γίνεται ὡς τὰ πολλά, καὶ μάλιστα τοῖσι νοτίοισιν, ἥ τε ἀπάλλαξις χαλεπὴ γίνεται. 2 ὁ γὰρ ἐγκέφαλος ὑγρότερος γέγονε τῆς φύσιος καὶ πλημυρεῖ ὑπὸ τοῦ φλέγματος, ὥστε τοὺς μὲν καταρρόους πυκνοτέρους γίνεσθαι, ἐκκριθῆναι δὲ μηκέτι οἷόν τε τὸ φλέγμα μηδὲ ἀναξηρανθῆναι τὸν ἐγκέφαλον, ἀλλὰ διαβεβρέχθαι καὶ εἶναι ὑγρόν. 3 γνοίη δ' ἄν τις τῷδε μάλιστα· τοῖσι προβάτοισι τοῖσι καταλήπτοισι γινομένοις ὑπὸ τῆς νούσου ταύτης καὶ μάλιστα τῇσιν αἰξίν (αὗται γὰρ πυκνότατα λαμβάνονται), 4 ἢν διακόψας ὁρᾷς τὴν κεφαλήν, εὑρήσεις τὸν ἐγκέφαλον ὑγρὸν ἐόντα καὶ ὕδρωπος περίπλεων καὶ κάκοδμον {ὄζοντα}. 5 καὶ ἐν τούτῳ δηλονότι γνώσῃ, ὅτι οὐχ ὁ θεὸς τὸ σῶμα λυμαίνεται, ἀλλ' ἡ νοῦσος. 6 οὕτως ἔχει καὶ τῷ ἀνθρώπῳ· ὁπόταν γὰρ χρόνος ἐγγένηται τῇ νούσῳ, οὐκέτι ἰάσιμος γίνεται· διεσθίεται γὰρ ὁ ἐγκέφαλος ὑπὸ τοῦ φλέγματος καὶ τήκεται, τὸ δὲ ἀποτηκόμενον ὕδωρ γίνεται καὶ περιέχει τὸν ἐγκέφαλον ἐκτὸς καὶ περικλύζει, καὶ διὰ τοῦτο πυκνότερον ἐπίληπτοι γίνονται καὶ ῥᾷον. 7 διὸ δὴ πολυχρόνιος ἡ νοῦσος, ὅτι τὸ ἐπιρρέον λεπτόν ἐστιν ὑπὸ πολυπληθίης, καὶ εὐθὺς κρατεῖται ὑπὸ τοῦ αἵματος καὶ διαθερμαίνεται.

12. Ὅσοι δὲ ἤδη ἐθάδες εἰσὶ τῇ νούσῳ, προγινώσκουσιν ὅταν μέλλωσι

ΘMC

62 ὁ *om.* M 63 ψύξει C ἢ *om.* M 64 ψύξιος C ἀλέην] ἄλλην C πυρὶ M πολύ *om.* M 66 τοῦτο *om.* Θ ἠλλοιωθῇ C τοῦ δὲ θέρεος M 67 ἐξαπῖναι C 69 αἵματος πολλοῦ εἰσὶ μεσταί C: μεσταί εἰσι αἵματος M στριφνός M: στρυφνός C 70 ὥστε MC ἐς] ἐπὶ MC ταύτας *om.* M 71 καταкρατέει M 72 δὲ M συντέτροφεν MC 73 γίνεσθαι M 74 ἐν τοῖσι ΘC; *cf.* 13,1 75 γέγονε] γίνεται M: γίγνεται C πλημμυρεῖ MC 76 μὲν *om.* C πυκνότερον C δὲ] τε C οιονται Θ 77 διαβρέχεσθαι M 78 τόδε MC 79 τῇσιν αἰξίν] τὰς θηλείας C 80 διακόψας ὁρᾷς] διακόψῃς M τὴν κεφαλὴν ὁρᾷς *transp.* C 81 ἱδρῶτος M περιπλέων Θ: περίπλεον MC κάκοδμον] κάκοδμον ὄζοντα C:κακὸν ὄζοντα ΘM: *correxi* 82 γνώσει M, *sed correxit* η *superscripto* ὅτι] ὡς C οὕτως] οὕτω δ' M 83 ὁπόταν] ὁποιαν Θ: ὁκόταν MC γὰρ *om.* Θ 84 δ' Θ 85 περιέχει] περιχέει Θ 86 ῥᾶον Θ 87 περιρρέον Θ

alte Leute ist dagegen der Winter der ärgste Feind. 8 Denn wenn einer von ihnen an starkem Feuer Kopf und Gehirn erwärmt und dann in die Kälte kommt und friert oder auch aus der Kälte in die Wärme geht und an ein starkes Feuer, so ergeht es ihm ebenso und er wird von der Krankheit gepackt, wie es oben beschrieben wurde. 9 Es besteht aber große Gefahr, daß ihm im Frühjahr genau dasselbe zustößt, falls sein Kopf von der Sonne erhitzt wird, am wenigsten aber im Sommer; denn dann treten keine plötzlichen Wetterumschläge auf. 10 Wenn aber jemand älter als zwanzig Jahre geworden ist, so befällt ihn diese Krankheit nicht mehr, wenn sie nicht schon von Kind an in ihm gesteckt hat, mit wenigen Ausnahmen oder so gut wie keiner; 11 denn die Adern sind voll von Blut und das Gehirn hat sich zusammengezogen und ist fest, so daß das Phlegma nicht in die Adern herabfließen kann. Wenn es aber doch herabfließt, überwältigt es das Blut nicht, da dieses warm und in Fülle vorhanden ist.

11. Wer aber mit dieser Krankheit aufgewachsen ist und in wem sie steckt, über den pflegt bei dem Wechsel der Winde das Leiden zu kommen. Er wird dann meistens von dem Leiden befallen, und zwar besonders bei Südwind, und die Befreiung von dem Anfall ist schwierig; 2 denn das Gehirn ist dann feuchter als normal und wird vom Phlegma überflutet, so daß die Herabflüsse häufiger auftreten, das Phlegma aber nicht mehr ausgeschieden und das Gehirn nicht mehr trocken werden kann, sondern durchnäßt ist und feucht. 3 Man kann das am besten an folgendem erkennen: Wenn man dem Vieh, das von dieser Krankheit befallen ist, und besonders den weiblichen Ziegen (denn diese werden am meisten befallen) 4 den Kopf zerschlägt und nachschaut, wird man finden, daß das Gehirn feucht ist und voll von wässeriger Flüssigkeit und schlecht riecht. 5 Daran erkennt man deutlich, daß es nicht ein Gott ist, der den Körper befleckt, sondern die Krankheit. 6 So steht es auch beim Menschen; wenn nämlich die Krankheit längere Zeit gedauert hat, ist sie nicht mehr heilbar; denn das Gehirn wird vom Phlegma zerfressen und schmilzt; was dabei abschmilzt, wird wässerig und umgibt das Gehirn von außen und umspült es. Daraus folgt, daß die Anfälle häufiger und leichter auftreten. 7 Darum nun kann der Mensch so lange mit der Krankheit leben, weil das herabfließende Phlegma wegen seiner Menge dünn ist und sogleich von dem Blute überwältigt und erwärmt wird.

12. Alle, die schon an die Krankheit gewöhnt sind, merken im voraus, wenn sie einen Anfall bekommen, und fliehen aus der Gesellschaft

λήψεσθαι καὶ φεύγουσιν ἐκ τῶν ἀνθρώπων, ἢν μὲν ἐγγὺς αὐτῷ ὁ οἶκος ᾖ, οἴκαδε, εἰ δὲ μή, ἐς τὸ ἐρημότατον, ὅπη μέλλουσιν αὐτὸν ἐλάχιστοι ὄψεσθαι πεσόντα, εὐθύς τε ἐγκαλύπτεται. 2 τοῦτο δὲ ποιεῖ ὑπ' αἰσχύνης τοῦ πάθεος, καὶ οὐχ ὑπὸ φόβου, ὡς οἱ πολλοὶ νομίζουσι, τοῦ δαιμονίου. 3 τὰ δὲ παιδάρια τὸ μὲν πρῶτον πίπτουσιν, ὅπη ἂν τύχῃ, ὑπὸ ἀηθίης, 4 ὅταν δὲ πλεονάκις κατάλη | πτοι γένωνται, ἐπειδὰν προαίσθωνται, φεύγουσι παρὰ τὰς μητέρας ἢ παρὰ ἄλλον, ὅντινα μάλιστα γινώσκουσιν, ὑπὸ δέους καὶ φόβου τῆς πάθης. τὸ γὰρ αἰσχύνεσθαι οὔπω γινώσκουσιν.

13. Ἐν δὲ τῇσι μεταβολῇσι τῶν πνευμάτων διὰ τάδε φημὶ ἐπιλήπτους γίνεσθαι καὶ μάλιστα τοῖσι νοτίοισιν, ἔπειτα τοῖσι βορείοισιν, ἔπειτα τοῖσι λοιποῖσι πνεύμασι· 2 ταῦτα γὰρ τῶν λοιπῶν πνευμάτων ἰσχυρότατά ἐστι καὶ ἀλλήλοις ἐναντιώτατα κατὰ τὴν στάσιν καὶ κατὰ τὴν δύναμιν. 3 ὁ μὲν γὰρ βορέης συνίστησι τὸν ἠέρα καὶ τὸ θολερόν τε καὶ τὸ νοτῶδες ἐκκρίνει καὶ λαμπρόν τε καὶ διαφανέα ποιεῖ, κατὰ δὲ τὸν αὐτὸν τρόπον καὶ τἆλλα πάντα ἐκ τῆς θαλάσσης ἀρξάμενα καὶ τῶν ἄλλων ὑδάτων. 4 ἐκκρίνει γὰρ ἐξ ἁπάντων τὴν νοτίδα καὶ τὸ δνοφερόν, καὶ γὰρ ἐξ αὐτῶν τῶν ἀνθρώπων. διὸ ὑγιηρότατός ἐστι τῶν ἀνέμων.

5 ὁ δὲ νότος τἀντία τούτῳ ἐργάζεται. πρῶτον μὲν γὰρ ἄρχεται τὸν ἠέρα συνεστηκότα τήκειν καὶ διαχεῖν, καθότι καὶ οὐκ εὐθὺς πνεῖ μέγας, ἀλλὰ λαγανίζει πρῶτον, ὅτι οὐ δύναται ἐπικρατῆσαι αὐτίκα τοῦ πρόσθεν ἠέρος πυκνοῦ τε ἐόντος καὶ συνεστηκότος, ἀλλὰ τῷ χρόνῳ διαλύει. 6 τὸ δ' αὐτὸ τοῦτο καὶ τὴν γῆν ἐργάζεται καὶ τὴν θάλασσαν καὶ ποταμοὺς καὶ κρήνας καὶ φρέατα καὶ ὅσα φύεται καὶ ἐν οἷς τι ὑγρόν ἐστιν. ἔστι δ' ἐν παντί, ἐν τῷ μὲν πλέον, ἐν τῷ δὲ ἔλασσον. 7 ἅπαντα δὲ ταῦτα αἰσθάνεται τοῦ πνεύματος τούτου, καὶ ἔκ τε λαμπρῶν δνοφώδεα γίνεται καὶ ἐκ ψυχρῶν θερμά, καὶ ἐκ ξηρῶν νοτώδεα, 8 ὅσα τε ἐν | οἰκήμασι κεράμεα ἢ κατὰ γῆς ἐστι μεστὰ οἴνου ἢ ἄλλου τινὸς ὑγροῦ, πάντα ταῦτα αἰσθάνεται τοῦ νότου καὶ διαλλάσσει τὴν μορφὴν ἐς ἕτερον εἶδος. 9 τόν τε ἥλιον καὶ τὴν σελήνην καὶ τὰ ἄστρα πολὺ ἀμβλυωπότερα καθίσ-

ΘMC

90 ληφθήσεσθαι ΘC ἧι αὐτῷ τὰ οἰκία Θ: αὐτῶν ὁ οἶκος ἔῃ M: ἢ αὐτέων ὁ οἶκος C 91 εἰ] ἢν C 93 καὶ τοῦ δαιμονίου ΘC μὲν *om.* C 94 ὅπη Θ τύχωσι MC πλεονάκις] πολλάκις Θ 1 γίνωνται M, γίγνονται, *sed* ω *superscr.* C ἐπειδὰν δὲ C παρ' C 2 ὅντινα] ὃν ἂν Θ ὑπὸ – 3 γινώσκουσι *iteravit* C τῆς πάθης] τοῦ ἐς τὰ πάθεα (*bis*) C 3 οὐδέπω (*bis*) C 6 ἧσσον *post* πνεύμασι *add.* C ταῦτα – ἐστι] ταῦτα δ' ἐστὶν, ὅσα τῶν πνευμάτων ἰσχυρότατά ἐστι M; *cf.* Kühner-Gerth I 23 ἐστι] εἰσι C 8 νοτῶδες] νεφῶδες M: νεφελῶδες C; *cf. Aer. 15.70,3 Hbg.* 9 διαφανές C τὰ ἄλλα MC 10 ἀρξάμενος C ἄλλων *om.* C ἐκκρινεῖ Θ 11 γνοφερὸν C γὰρ *om.* MC διὸ καὶ MC ὑγιεινότατος MC 13 τὰ ἐναντία MC γὰρ *om.* Θ 14 ξυνεστεῶτα MC κατατήκειν Θ λαγανίζει M *Erotianus:* γαληνίζει Θ: γαληνιάζει C; *cf. p. 48* 15 αὐτίκα – ἠέρος] τοῦ ἠέρος αὐτίκα τοῦ πρόσθεν MC 15/16 ἐόντος τε *transp.* C 16 τῷ] τὸ M τὴν *om.* M 18 οἷς τι] οἷσι τὸ C: οἷσι M ἐστιν] ἔνεστι M δ'] δὲ M ἐν μὲν τῷ πλέον ἐν δὲ τῷ M 20 γνοφώδεα C: δνοφερώδεα M 21 τε] δ' Θ κεράμια MC ἢ^{1} *om.* M μεστὰ] μετὰ C 23 τε] δὲ M

von Menschen; ist das Haus in der Nähe, nach Hause, sonst an einen verlassenen Ort, wo ihn nur ganz wenige fallen sehen können, und er verhüllt sich sogleich. 2 Das tut er aus Scham wegen des Leidens, und nicht aus Furcht vor dem Göttlichen, wie die Leute glauben. 3 Die kleinen Kinder dagegen fallen zuerst da, wo es sich gerade trifft, weil sie die Krankheit nicht kennen; 4 wenn sie aber erst mehrere Anfälle gehabt haben, dann flüchten sie, sobald sie einen neuen vorausmerken, zu ihrer Mutter oder zu sonst jemand, den sie gut kennen, und zwar aus Angst und Furcht vor dem Anfall. Denn die Scham kennen sie noch nicht.

13. Nun will ich die Gründe dafür nennen, warum die meisten Anfälle bei dem Wechsel der Winde auftreten, und zwar vor allem beim Aufkommen des Südwindes, dann des Nordwindes und ferner bei den anderen Winden.

2 Diese beiden sind von allen Winden die stärksten und einander am meisten entgegengesetzt in Richtung und Wirkung. 3 Der Nordwind nämlich ballt die Luft zusammen und scheidet das Feuchte und Dunstige aus ihr aus und macht sie klar und durchsichtig. In gleicher Weise wirkt er auf alles, was vom Meer und den anderen Gewässern seinen Anfang nimmt. 4 Aus allem scheidet er die Feuchtigkeit und den Dunst aus, und so auch aus den Menschen. Deswegen ist er auch der gesündeste Wind.

5 Der Südwind aber wirkt in der genau entgegengesetzten Richtung. Denn zuerst beginnt er, die zusammengeballte Luft zu schmelzen und zu verdünnen; dementsprechend weht er auch nicht gleich stark, sondern ist zunächst schwach, weil er nicht sofort die frühere Luft vor sich überwältigen kann, die dicht zusammengedrängt ist, sondern sie erst mit der Zeit auflöst. 6 Genauso wirkt er auf die Erde, das Meer, die Flüsse, auf Quellen und Brunnen, auf Pflanzen und auf alles, worin Feuchtigkeit ist. Sie ist aber mehr oder weniger in allem.

7 Alles dies reagiert auf diesen Wind und wird statt klar trübe, statt kalt warm, statt trocken feucht. 8 Und was an Tongefäßen, mit Wein gefüllt oder einer anderen Flüssigkeit, in den Vorratskammern oder unter der Erde ist, all das reagiert auf den Südwind und verändert seine Gestalt in eine andere Form. 9 Auch die Sonne, den Mond und die Sterne läßt

τησι τῆς φύσιος. 10 ὅτε οὖν καὶ τούτων οὕτω μεγάλων ἐόντων καὶ ἰσχυροτέρων τοσοῦτον ἐπικρατεῖ, τῆς τε ἀνθρωπίνης φύσιος καὶ σφόδρα εἰκὸς κρατεῖν καὶ τὸ σῶμα {ποιεῖ} αἰσθάνεσθαι καὶ μεταβάλλειν. 11 ⟨διὸ⟩ ἐν τῶν ἀνέμων τούτων τῇσι μεταλλαγῇσιν ἀνάγκη τοῖσι μὲν νοτίοισι λύεσθαί τε καὶ φλυδᾶν τὸν ἐγκέφαλον καὶ τὰς φλέβας χαλαρωτέρας γίνεσθαι, 12 τοῖσι δὲ βορείοισι συνίστασθαι τὸ ὑγιηρότατον τοῦ ἐγκεφάλου, τὸ δὲ νοσερώτατον καὶ ὑγρότατον ἐκκρίνεσθαι καὶ περικλύζειν ἔξωθεν καὶ οὕτω τοὺς καταρρόους ἐπιγίνεσθαι ἐν τῇσι μεταβολῇσι τούτων τῶν πνευμάτων.

13 οὕτως αὕτη ἡ νοῦσος γίνεταί τε καὶ θάλλει ἀπὸ τῶν προσιόντων τε καὶ ἀπιόντων, καὶ οὐδέν ἐστιν ἀπορωτέρη τῶν ἄλλων οὔτε ἰᾶσθαι οὔτε γνῶναι οὐδὲ θειοτέρη ἢ αἱ ἄλλαι.

14. Εἰδέναι δὲ χρὴ τοὺς ἀνθρώπους, ὅτι ἐξ οὐδενὸς καὶ ἡδοναὶ ἡμῖν γίνονται καὶ εὐφροσύναι καὶ γέλωτες καὶ παιδιαὶ ἢ ἐντεῦθεν, ὅθεν καὶ λῦπαι καὶ ἀνίαι καὶ δυσφροσύναι καὶ κλαυθμοί. 2 καὶ τούτῳ φρονέομεν μάλιστα καὶ νοέομεν καὶ βλέπομεν καὶ ἀκούομεν καὶ διαγινώσκομεν τά τε αἰσχρὰ καὶ τὰ καλὰ καὶ τὰ κακὰ καὶ τἀγαθὰ καὶ ἡδέα καὶ ἀηδέα, 3 τὰ μὲν νόμῳ διακρίνοντες, τὰ δὲ τῷ συμφέροντι αἰσθανόμενοι, τῷ δὲ καὶ τὰς ἡδονὰς καὶ τὰς ἀηδίας τοῖσι καιροῖσι διαγινώσκοντες οὐ ταὐτὰ ἀρέσκει ἡμῖν. 4 τῷ δ' αὐτῷ τούτῳ καὶ μαινόμεθα καὶ παραφρονέομεν καὶ δείματα καὶ φόβοι παρίστανται ἡμῖν | τὰ μὲν νύκτωρ, τὰ δὲ καὶ μεθ' ἡμέρην, καὶ ἀγρυπνίαι καὶ πλάνοι ἄκαιροι καὶ φροντίδες οὐχ ἱκνεόμεναι καὶ ἀγνωσίη τῶν καθεστεώτων καὶ λήθη. 5 καὶ ταῦτα πάσχομεν ἀπὸ τοῦ ἐγκεφάλου πάντα, ὅταν οὗτος μὴ ὑγιαίνῃ, ἀλλ' ἢ θερμότερος τῆς φύσιος γένηται ἢ ψυχρότερος ἢ ὑγρότερος ἢ ξηρότερος ἤ τι ἄλλο πεπόνθῃ πάθος παρὰ τὴν φύσιν ὃ μὴ ἐώθει.

6 καὶ μαινόμεθα μὲν ὑπὸ ὑγρότητος. ὅταν γὰρ ὑγρότερος τῆς φύσιος ᾖ, ἀνάγκη κινεῖσθαι, κινεομένου δὲ μήτε τὴν ὄψιν ἀτρεμίζειν μήτε τὴν ἀκοήν,

---

ΘMC

τἆλλα ἄστρα Θ ἀμβλυωπέστερα C 24 οὕτω] τῶν C ἰσχυρῶν MC 25 τῆς – κρατεῖν *om.* ΘM; *cf. p. 41* 26 ποιεῖ *seclusi* διὸ *addidi* ἐν] ἐξ MC; *cf.* 11,1. 13,1 27 ἐν τῇσι MC ταῖς μεταλλαγαῖς Θ καὶ λύεσθαί C φλυδᾶν ΘC Erotianus: φλοιδᾶν M; *cf. p. 47* 28 χαλαροτέρας Θ γίνεσθαι] εἶναι MC 29 ὑγιηρότερον Θ *fortasse* τὸ ὑγιηρότατον ‹καὶ ξηρότατον› νοσερώτατον] νοσηλότατον Θ 30 ἐκκρίνεσθαι] *alterum* κ *superscripsit* M 32 ἡ νοῦσος αὕτη *transp.* M τε *om.* MC 33 οὐδὲ] οὔτε MC 34 αἱ *om.* M, *add.* M[2] 35 τοὺς *om.* M καὶ] ηαι Θ: αἱ MC: *corr.* Rivier οὐδενὸς ἡμῖν *transp.* M 36 αἱ *post* καὶ *add.* M[2] ὅθεν *om.* M ἀνίαι] μανίαι Θ 37 καὶ νοέομεν *om.* Θ, *fortasse recte* ἐννοέομεν C 38 τὰ καλὰ καὶ τὰ κακὰ] καλὰ καὶ κακὰ Θ 39 τἀγαθὰ] ἀγαθὰ M: καὶ τἀγαθὰ *om.* C ἀηδέα] ἀηδῆι Θ νομώδια. κρίνοντες (*sic*) Θ: νόμῳ κρίνοντες C 40 τῷ δὲ] τῶδε Θ: τῶ δὲ M: τοῦτο C καὶ[1] *om.* M 41 οὐ] οὗ Θ: καὶ οὐ MC τὰ αὐτὰ Θ δὲ M μαινομενόμεθα Θ 43 καὶ[1] *om. C* ἡμέραν M ἀγρυπνίαι] ἐνύπνια M πλάναι C 44 ἀγνωσίαι Θ καθεστώτων Θ: καθεστηκότων C λήθη] ἀηθίη M, ἀηθίαι Θ *post* λήθη (ἀηθίη) *add.* καὶ ἀπειρίη M, καὶ ἀπορίη C 45 οὕτως Θ ὑγιαίνει C ἀλλ' ἢ] ἀλλὰ Θ 48 γὰρ *om.* C 49 *post* κινεομένου *add.* τοῦ πάθεος M: τοῦ ἐγκεφάλου

er viel trüber als normal scheinen. 10 Da er nun sogar über so gewaltige und stärkere Dinge eine solche Gewalt hat, ist es auch sehr billig, daß er die normale Verfassung des Menschen bezwingt und der Körper in Reaktion darauf sich verändert. 11 Bei dem Wechsel dieser Winde ist es ⟨also⟩ notwendig, daß beim Aufkommen des Südwindes das Gehirn sich auflöst und feucht wird und die Adern schlaffer werden; 12 beim Auftreten des Nordwindes dagegen muß sich das Gesundeste des Gehirns zusammenziehen, das Ungesundeste und Feuchteste ausgeschieden werden und das Gehirn von außen umspülen, und so kommt es bei dem Wechsel dieser Winde zu den Herabflüssen.

13 So entsteht diese Krankheit und entwickelt sich aus dem Hinzukommenden und aus dem Weggehenden, und sie ist nicht schwieriger zu heilen und zu erkennen und auch nicht göttlicher als die übrigen.

14. Die Menschen sollten wissen, daß aus keiner anderen (Quelle) Lust und Freude, Lachen und Scherzen kommen als daher, von wo auch Trauer und Leid, Unlust und Weinen stammen. 2 Und damit vor allem denken und überlegen wir, und sehen und hören und unterscheiden wir das Häßliche und Schöne, das Schlechte und Gute, das Angenehme und das nicht Angenehme, 3 indem wir es zum Teil nach dem Herkommen beurteilen, zum Teil aber nach dem Nutzen erkennen; indem wir damit Lust und Unlust je nach den Umständen unterscheiden, gefallen uns dieselben Dinge nicht immer gleich.

4 Gerade durch eben dieses Organ verfallen wir auch in Raserei und Wahnsinn, und treten Angst und Schrecken an uns heran, sowohl des Nachts als auch am Tage, dazu Schlaflosigkeit, Irrtümer, unpassende Sorgen, Verkennung der tatsächlichen Lage und Vergessen.

5 All das erleiden wir vom Gehirn her, wenn es nicht gesund ist, sondern wenn es wärmer als normal wird oder kälter oder feuchter oder trockener oder sonst eine widernatürliche Veränderung erfährt, die es nicht gewohnt ist.

6 Dabei verfallen wir in Raserei durch Feuchtigkeit; denn wenn das Gehirn feuchter als normal ist, muß es sich notwendig bewegen; wenn es sich aber bewegt, kann weder Gesicht noch Gehör ruhig bleiben, sondern

ἀλλὰ ἄλλοτε ἄλλα ὁρᾶν τε καὶ ἀκούειν, τήν τε γλῶσσαν τοιαῦτα διαλέγεσθαι οἷα ἂν βλέπῃ τε καὶ ἀκούῃ ἑκάστοτε. 7 ὅσον δ' ἂν ἀτρεμίσῃ ὁ ἐγκέφαλος χρόνον, τοσοῦτον καὶ φρονεῖ ἄνθρωπος.

15. Γίνεται δ' ἡ διαφθορὴ τοῦ ἐγκεφάλου ὑπὸ φλέγματος καὶ χολῆς. γνώσῃ δὲ ἑκάτερα ὧδε· 2 οἱ μὲν γὰρ ὑπὸ φλέγματος μαινόμενοι ἥσυχοί τέ εἰσι καὶ οὐ βοηταὶ οὐδὲ θορυβώδεες, οἱ δὲ ὑπὸ χολῆς κεκρᾶκταί καὶ κακοῦργοι καὶ οὐκ ἀτρεμαῖοι, ἀλλ' αἰεί τι ἄκαιρον δρῶντες. ἢν μὲν οὖν συνεχῶς μαίνωνται, αὗται αἱ προφάσιές εἰσιν.

3 ἢν δὲ δείματα καὶ φόβοι παριστῶνται, ὑπὸ μεταστάσιος τοῦ ἐγκεφάλου. μεθίσταται δὲ θερμαινόμενος, θερμαίνεται δὲ ὑπὸ τῆς χολῆς, ὅταν ὁρμήσῃ ἐπὶ τὸν ἐγκέφαλον κατὰ τὰς φλέβας τὰς αἱματίτιδας ἐκ τοῦ σώματος, καὶ ὁ φόβος παρέστηκε, μέχρι ἀπέλθῃ πάλιν ἐς τὰς φλέβας καὶ τὸ σῶμα. ἔπειτα πέπαυται.

4 ἀνιᾶται δὲ καὶ ἀσᾶται παρὰ καιρὸν ψυχομένου τοῦ ἐγκεφάλου καὶ συνισταμένου παρὰ τὸ ἔθος. τοῦτο δὲ ὑπὸ φλέγματος πάσχει. ἐπ' αὐτοῦ δὲ τοῦ πάθεος καὶ ἐπιλήθεται. 5 ἐκ νυκτῶν δὲ βοᾷ καὶ κέκραγεν, ὅταν ἐξαπίνης | ὁ ἐγκέφαλος διαθερμαίνηται. (τοῦτο δὲ πάσχουσιν οἱ χολώδεες, οἱ δὲ φλεγματώδεες οὔ.) διαθερμαίνεται δέ, ἐπὴν τὸ αἷμα ἐπέλθῃ ἐπὶ τὸν ἐγκέφαλον πολὺ καὶ ἐπιζέσῃ, 6 ἔρχεται δὲ κατὰ τὰς φλέβας πολὺ τὰς προειρημένας, ὅταν τυγχάνῃ ὥνθρωπος ἐνύπνιον ὁρῶν φοβερὸν καὶ ἐν τῷ φόβῳ ᾖ. 7 ὥσπερ οὖν καὶ ἐγρηγορότι τότε μᾶλλον τὸ πρόσωπον φλογιᾷ καὶ οἱ ὀφθαλμοὶ ἐρεύθονται ὅταν φοβῆται καὶ ἡ γνώμη ἐπινοῇ τι κακὸν ἐργάσασθαι, οὕτω καὶ ἐν τῷ ὕπνῳ πάσχει. 8 ὅταν δ' ἐπέγρηται καὶ καταφρονήσῃ καὶ τὸ αἷμα πάλιν σκεδασθῇ ἐς τὰς φλέβας, πέπαυται.

16. Κατὰ ταῦτα νομίζω τὸν ἐγκέφαλον δύναμιν ἔχειν πλείστην ἐν τῷ ἀν-

---

ΘMC

C 50 ἀλλὰ ΘC Ep. (*epistula Hippocratica; cf. p. 49*): ἀλλ' M ἄλλα ΘC: ἄλλο M: ἀλλοίην Ep. τε καὶ C Ep.: καὶ ΘM οἷα M Ep.: ὁποῖα Θ: ὁκοῖα C 51 ἀτρεμίζει C χρόνον *post* φρονεῖ *transp.* Ep. 52 ὁ ἄνθρ. MC Ep.: ἄνθρ. Θ 53 δ' ἡ] δὴ Θ: δὲ ἡ M Ep.: ἡ C διαφορὴ C τε καὶ C γνώσῃ C Ep.: γνώσει ΘM 54 γὰρ M Ep.: *om.* ΘC τοῦ φλέγματος M 55 βοηταὶ Θ Ep.: βοητοὶ MC κεκρᾶκται ΘC: κεκραται, *sed* κ *superscripsit*, M: πρῆκται Ep.: κρῆκται Regenbogen καὶ[1] M Ep.: τε καὶ ΘC οὐκ *om.* C 56 ἀτρεμαῖοι] ἠρεμαῖοι Ep. ἀλλ' αἰεὶ Θ: καὶ εἰ, *id est* καὶ αἰεὶ, M: ἀλλὰ καὶ εἰ C: *deest* Ep. ξυνεχῶς Θ Ep.: ξυνεχέως M: συνεχέως C (συν- *etiam cod.* b *epistulae*) μαίνονται M 59 μεθισται Θ ὁκότε ὁρμήσει C 60 ὁ *om.* M 61 μέχρι ΘC: μέχρις M ἐς ΘC Ep.: ἐπί M 62 ἀνιᾶται Θ M *ante corr.:* ἀνιῆται C Ep.: ἀνη // ται M ἀσῆται Ep. 63 ἐπ' ΘC Ep.: ὑπ' M 64 ἐκ νυκτῶν] ἐκ νύκτωρ M, γρ. καὶ ἐκ νυκτῶν *in mg.* M[1]: καὶ νυκτῶν C 65 τοῦτο – οὔ *deleverit* Wurz φλεγματώδεες δὲ *transp.* M; *cf. 5,1 et Aer. 22.75,4 Hbg.* οἱ – οὔ] ἀλλ' οὐχὶ (= οὐχ οἱ?) φλεγματώδεες C διαθερμαίνονται M 66 δέ, ἐπὴν] δὲ καὶ ἐπὴν Θ: δὲ καὶ ἐπειδὰν C: ἐπὴν δὲ M: *correxi* πουλὺ *post* ἐπέλθῃ *transp.* M 67 ὁ ἄνθρ. MC: ωνθρ. Θ 68 τῷ φόβῳ] φόβῳ C: πόνῳ Θ ἐγρηγορότι C: ἐκγρηγοροτει Θ: εἰ ἐγρηγόρει M; *cf. p. 36* 69 μᾶλλον] μάλιστα ΘC; *cf. Aer. 8.63,1 Hbg.* τὸ πρόσωπον – ἐρεύθονται] τὸ πρόσωπον ἐρεύθονται καὶ οἱ ὀφθαλμοί C 70 ἐπινοεῖ M: -έει C πάσχειν Θ δὲ MC 71 φρονήσῃ C σκεδασθῇ ΘC Ep.: ἀποσκεδασθῇ M 72 ταῦτα δὲ C 74 αὐτῷ *post* φρόνησιν *add.*

man sieht und hört bald dieses, bald jenes, und die Zunge gibt das kund, was man jeweils hört und sieht. 7 Solange aber das Gehirn ruhig ist, ist der Mensch bei Verstand.

15. Die Schädigung des Gehirns geschieht durch Phlegma und Galle. Man kann die beiden Ursachen folgendermaßen unterscheiden: 2 Menschen, die durch Phlegma wahnsinnig sind, sind still und schreien und lärmen nicht; die durch Galle Geisteskranken dagegen schreien, sind bösartig und nicht ruhig, sondern treiben immer etwas Unpassendes. Bei den chronisch Geisteskranken sind dies die Ursachen.

3 Wenn aber Angst und Furcht ihn bedrängen, (geschieht das) auf Grund einer Veränderung des Gehirns. Dieses verändert sich durch Wärme, erwärmt aber wird es von der Galle, wenn diese sich aus dem Körper zum Gehirn durch die Blutadern bewegt. Die Angst dauert solange, bis die Galle wieder in die Adern und den Körper zurückfließt. Danach ist sie beendet.

4 Unlust und Ekel befallen den Patienten, wenn das Gehirn übermäßig abgekühlt wird und sich gegen die Gewohnheit zusammenzieht. Das erleidet er durch das Phlegma. Aus demselben Grunde kommt es zum Vergessen.

5 Nachts aber ruft und schreit der Kranke, wenn plötzlich das Gehirn erwärmt wird. (Daran leiden die Menschen mit viel Galle, die mit viel Phlegma nicht.) Es wird erwärmt, wenn das Blut in Menge zum Gehirn fließt und es zum Kochen bringt. 6 Es fließt aber in Menge in den oben erwähnten Adern, wenn der Mensch ein furchterregendes Traumbild sieht und von Furcht gepackt wird. 7 Wie nun auch bei einem wachen Menschen besonders dann das Gesicht flammt und die Augen rot brennen, wenn er sich fürchtet und sein Sinn darauf steht, etwas Böses zu tun, so ergeht es ihm auch im Schlafe. 8 Nachdem er aber wieder wachgeworden und zur Besinnung gekommen ist und das Blut sich wieder über die Adern verteilt hat, ist der Anfall vorbei.

16. Deshalb glaube ich, daß das Gehirn die größte Macht im Men-

θρώπῳ· οὗτος γὰρ ἡμῖν ἐστι τῶν ἀπὸ τοῦ ἠέρος γινομένων ἑρμηνεύς, ἢν ὑγιαίνων τυγχάνῃ. 2 τὴν δὲ φρόνησιν ὁ ἀὴρ παρέχεται. οἱ δ' ὀφθαλμοὶ καὶ τὰ ὦτα καὶ ἡ γλῶσσα καὶ αἱ χεῖρες καὶ οἱ πόδες οἷα ἂν ὁ ἐγκέφαλος γινώσκῃ, τοιαῦτα ὑπηρετέουσι. 3 γίνεται γὰρ ἐν ἅπαντι τῷ σώματι τῆς φρονήσιος, τέως ἂν μετέχῃ τοῦ ἠέρος, ἐς δὲ τὴν σύνεσιν ὁ ἐγκέφαλός ἐστιν ὁ διαγγέλλων. 4 ὅταν γὰρ σπάσῃ τὸ πνεῦμα ὥνθρωπος ἐς ἑωυτόν, ἐς τὸν ἐγκέφαλον πρῶτον ἀφικνεῖται καὶ οὕτως ἐς τὸ λοιπὸν σῶμα σκίδναται ὁ ἀὴρ καταλελοιπὼς ἐν τῷ ἐγκεφάλῳ ἑωυτοῦ τὴν ἀκμὴν καὶ ὅ τι ἂν ᾖ φρόνιμόν τε καὶ γνώμην ἔχον. 5 εἰ γὰρ ἐς τὸ σῶμα πρῶτον ἀφικνεῖτο καὶ ὕστερον ἐς τὸν ἐγκέφαλον, ἐν τῇσι σαρξὶ καὶ ἐν τῇσι φλεψὶ καταλελοιπὼς τὴν | διάγνωσιν, ἐς τὸν ἐγκέφαλον ἂν ᾔει θερμὸς ἐὼν καὶ οὐχὶ ἀκραιφνής, ἀλλὰ ἐπιμεμιγμένος τῇ ἰκμάδι τῇ ἀπό τε τῶν σαρκῶν καὶ τοῦ αἵματος, ὥστε μηκέτι εἶναι ἀκριβής. 6 διὸ φημὶ τὸν ἐγκέφαλον εἶναι τὸν ἑρμηνεύοντα τὴν σύνεσιν.

17. Αἱ δὲ φρένες ἄλλως οὔνομα ἔχουσι τῇ τύχῃ κεκτημένον καὶ τῷ νόμῳ, τὸ δ' ἐὸν οὔ {τῇ φύσει}, 2 οὐδ' οἶδα ἔγωγε τίνα δύναμιν ἔχουσιν αἱ φρένες ὥστε νοεῖν τε καὶ φρονεῖν, 3 πλὴν εἴ τι ὥνθρωπος ὑπερχαρείη ἐξ ἀδοκήτου ἢ ἀνιαθείη, πηδῶσι καὶ ἄσην παρέχουσιν ὑπὸ λεπτότητος καὶ ὅτι ἀνατέτανται μάλιστα ἐν τῷ σώματι καὶ κοιλίην οὐκ ἔχουσιν ἐς ἥντινα χρὴ δέξασθαι ἢ ἀγαθὸν ἢ κακὸν προσπῖπτον, 4 ἀλλ' ὑπ' ἀμφοτέρων τούτων τεθορύβηνται διὰ τὴν ἀσθενείην τῆς φύσιος, ἐπεὶ αἰσθάνονταί γε οὐδενὸς πρότερον τῶν ἐν τῷ σώματι ἐόντων. 5 ἀλλὰ μάτην τοῦτο τὸ οὔνομα ἔχουσι καὶ τὴν αἰτίην, ὥσπερ τὰ πρὸς τῇ καρδίῃ ὦτα καλεόμενα οὐδὲν ἐς τὴν ἀκοὴν συμβάλλεται.

6 λέγουσι δέ τινες, ὡς καὶ φρονέομεν τῇ καρδίῃ καὶ τὸ ἀνιώμενον τοῦτ' ἐστὶ καὶ τὸ φροντίζον. τὸ δὲ οὐχ οὕτως ἔχει, ἀλλὰ σπᾶται μὲν ὥσπερ αἱ φρένες, καὶ μᾶλλον διὰ τὰς αὐτὰς αἰτίας· 7 ἐξ ἅπαντος γὰρ τοῦ σώματος φλέβες ἐς αὐτὴν τείνουσι καὶ συγκλείσασα ἔχει ὥστε αἰσθάνεσθαι ἤν τις πόνος ἢ τάσις γένηται

ΘΜC

M δ'] δὲ MC 75 οἷα] οἱ, *id est* οἷ', Θ: ὁκοῖα C ὑπηρετέουσι C: ὑπηρετοῦσι M: πρήσσουσι Θ 76 ἐν ἅπαντι Θ: ἐν *super* ἅπαντι *scripsit* C: // παντὶ M τέως C: τε ὡς ΘΜ μετάσχῃ C 78 ὁ ἄνος MC: ωνθρ. Θ ἀπικνέεται M 79 καταλειπὼς C ἑωυτὸν C 80 ὅτι ΘΜC 81 πρῶτον πρῶτον M ἀπικνέετο M: ἀφικνεῖται C 81 ἐν τῇσι[1] – 82 ἐγκέφαλον *om.* C 82 ἂν ᾔει] ανηει Θ: ἀνήει MC οὐκ ΘC 83 ἀλλ' C τῇ *om.* Θ 84 διότι MC 85 πρὸς τὴν σύνεσιν Hüffmeier 86 ὄνομα M 87 τὸ – φύσει] τὸ δεον οὐ τῇ φύσει Θ: τῷ δέοντι οὐδὲ τῇ φύσει M: τὸ δὲ ἐὸν οὐ τῇ φύσει C: τὸ δ' ἐὸν *scripsit* Li.: τῇ φύσει *secl.* Wilamowitz οὐδέ M ἐγώ C 88 φρονέειν τε καὶ νοεῖν *transp.* M εἴ] ἢν Θ ὁ ἄνος MC: ωνθρ. Θ ὑπερχαρῇ ΘΜC: *corr.* Dietz ἀπροσδοκήτου Θ *post* ἀδοκήτου (ἀπροσδοκήτου) *add.* πάθους Θ, πάθεος C 88/89 ἢ ἀνιαθῇ C: ἢ ἀνιαθείη M: *om.* Θ 89 αὗται πηδῶσι C ἄσην] ἄλσιν ξ 91 ἀλλὰ M ὑπὸ Θ 92 ἐπεὶ αἰσθάνονταί] ἐπιαισθάνονται Θ 92/93 ἐόντων ἐν τῷ σώματι *transp.* C 93 ἔχου *(sic)* M ὥσπερ τὰ] ὥστε Θ 94 καλεόμενα] καλέεται ΘΜ C: *correxi* ξυνβάλλεται Θ: συμβαλλόμενα M, ξυμβαλόμενα C: *correxi* 1 καὶ *om.* M τοῦτο M: τουτό C 2 φροντίζων Θ 3 ταύτας τὰς αἰτίας Θ γὰρ *om.* Θ 4 συντείνουσι M συγκλείσας M τις]

schen hat; denn dieses ist für uns, wenn es gesund ist, der Übersetzer dessen, was von der Luft kommt. 2 Die Denkfähigkeit aber verleiht die Luft. Augen, Ohren, Zunge, Hände und Füße aber führen das aus, was das Gehirn für richtig erkennt; 3 denn die Denkfähigkeit befindet sich im ganzen Körper, solange er Luft enthält, das Gehirn aber vermittelt die Denkfähigkeit an das Denkorgan.

4 Denn wenn der Mensch die Luft in sich hineinzieht, gelangt sie zuerst in das Gehirn, und so wird die Luft in den übrigen Körper verteilt, nachdem sie ihr Bestes und das, was mit Vernunft und Einsicht ausgestattet ist, im Gehirn zurückgelassen hat. 5 Wenn sie nämlich zuerst in den Körper und danach in das Gehirn gelangte, so würde sie im Fleische und in den Adern die Denkkraft zurücklassen und dann in das Gehirn erwärmt und nicht rein gelangen, sondern vermengt mit der Feuchtigkeit des Fleisches und des Blutes, so daß sie die reinste Form verloren hätte. 6 Darum behaupte ich, daß das Gehirn den Verstand vermittelt.

17. Das Zwerchfell aber hat seinen Namen zu Unrecht; es hat ihn durch Zufall erhalten und durch Herkommen, aber nicht nach der Wahrheit; 2 ich jedenfalls wüßte nicht, welche Fähigkeit zu denken und zu überlegen das Zwerchfell haben sollte. 3 Freilich, wenn der Mensch sich aus irgendeinem unerwarteten Anlaß freut oder betrübt, hüpft es und bereitet Unbehagen, weil es dünn und von allen Organen im Körper am meisten angespannt ist und keinen Hohlraum hat, in den es Gutes oder Schlechtes, was es befällt, aufnehmen sollte, 4 sondern von beidem wird es in Unruhe versetzt, und zwar wegen der Schwäche seiner Beschaffenheit; denn jedenfalls nimmt es nichts schneller als die übrigen Organe wahr. 5 Also hat es ohne Grund seinen Namen und seine „Fähigkeit". Das ist so wie mit den sogenannten Ohren am Herzen, die gar nicht zum Hören beitragen.

6 Einige behaupten aber, daß wir mit dem Herzen auch denken und daß dieses es ist, was Kummer und Sorgen bereitet. Das ist aber nicht so, sondern es zieht sich zusammen wie das Zwerchfell, und noch mehr, aus denselben Gründen: 7 Aus dem ganzen Körper laufen zu ihm Adern, und es faßt diese zusammen, so daß es darauf reagiert, wenn der Mensch

τῷ ἀνθρώπῳ. **8** ἀνάγκη δὲ καὶ ἀνιώμενον φρίσσειν τε τὸ σῶμα καὶ συντείνεσθαι καὶ ὑπερχαίροντα τωὐτὸ τοῦτο πάσχειν. διότι ἡ καρδίη αἰσθάνεταί τε μά|λιστα καὶ αἱ φρένες, τῆς μέντοι φρονήσιος οὐδετέρῳ μέτεστιν, ἀλλὰ πάντων τούτων αἴτιος ὁ ἐγκέφαλός ἐστιν. 9 ὥσπερ οὖν καὶ τῆς φρονήσιος τοῦ ἠέρος πρῶτος αἰσθάνεται τῶν ἐν τῷ σώματι ἐόντων, οὕτω καί, ἤν τις μεταβολὴ ἰσχυροτέρη γένηται ἐν τῷ ἠέρι ὑπὸ τῶν ὡρέων καὶ αὐτὸς ἑωυτοῦ διάφορος γένηται ὁ ἀήρ, ὁ ἐγκέφαλος πρῶτος αἰσθάνεται. 10 διὸ καὶ τὰ νοσήματα ἐς αὐτὸν ἐμπίπτειν φημὶ ὀξύτατα καὶ μέγιστα καὶ θανατωδέστατα καὶ δυσκριτώτατα τοῖς ἀπείροισιν.

18. αὕτη δὲ ἡ νοῦσος ἡ ἱρὴ καλεομένη ἀπὸ τῶν αὐτῶν προφασίων γίνεται καὶ αἱ λοιπαί, ἀπὸ τῶν προσιόντων καὶ ἀπιόντων καὶ ψύχεος καὶ ἡλίου καὶ πνευμάτων μεταβαλλομένων τε καὶ οὐδέποτε ἀτρεμιζόντων. 2 ταῦτα δ' ἐστὶ θεῖα ὥστε μὴ δεῖν ἀποκρίνοντα τὸ νόσημα θειότερον τῶν λοιπῶν νομίζειν, ἀλλὰ πάντα θεῖα καὶ πάντα ἀνθρώπινα, φύσιν δὲ ἕκαστον ἔχει καὶ δύναμιν ἐφ' ἑωυτοῦ, καὶ οὐδὲν ἄπορόν ἐστιν οὐδ' ἀμήχανον.

3 ἀκεστά τε τὰ πλεῖστά ἐστι τοῖς αὐτοῖσι τούτοισιν ἀφ' ὧν καὶ γίνεται. ἕτερον γὰρ ἑτέρῳ τροφή ἐστι, τοτὲ δὲ καὶ κάκωσις. **4** τοῦτο οὖν δεῖ τὸν ἰητρὸν ἐπίστασθαι, ὅπως τὸν καιρὸν διαγινώσκων ἑκάστου τῷ μὲν ἀποδώσει τὴν τροφὴν καὶ αὐξήσει, τῷ δὲ ἀφαιρήσει καὶ μειώσει. 5 χρὴ γὰρ καὶ | ἐν ταύτῃ τῇ νούσῳ καὶ ἐν τῇσιν ἄλλῃσιν ἁπάσῃσιν μὴ αὔξειν τὰ νοσήματα, ἀλλὰ τρύχειν προσφέροντα τῇ νούσῳ τὸ πολεμιώτατον ἑκάστῃ καὶ μὴ τὸ σύνηθες. ὑπὸ μὲν γὰρ τῆς συνηθείης θάλλει τε καὶ αὔξεται, ὑπὸ δὲ τοῦ πολεμίου φθίνει τε καὶ ἀμαυροῦται. **6** ὅστις δ' ἐπίσταται ἐν ἀνθρώποισι ξηρὸν καὶ ὑγρὸν ποιεῖν καὶ ψυχρὸν καὶ

ΘΜC

πότε C τάσις] σύστασις M γίνηται M, γίγνηται C 5 φρίσειν C τε *om.* M τὸ σῶμα *deleverit* Schubring 6 ὑπερχαῖρον C τωὐτὸ τοῦτο] τὸ αὐτὸ τοῦτο ΘC: τῷ ὑπὸ τούτῳ M: *emend.* Dietz ὅτι Θ κραδίη C μάλιστα ἃ ΘC 7 ἀλλ' ἁπάντων Θ 8 ὁ ἐγκέφαλος αἴτιός *transp.* M; *cf.* 3,1 ὡς Θ 9 ἐνεόντων M οὕτως C ἰσχυρῆι Θ 10 ὑπὸ – ἀήρ (ἠέρι) *om.* C γίνεται M, *sed* ι *et* ε *ex corr.* ὁ ἀήρ] ἐν τῷ ἠέρι ΘΜ: ὁ ἠήρ *coni.* Li., ὁ ἀήρ *scripsi* 11 καὶ *ante* πρῶτος *in mg. add.* M[1] *vel* M[2], *in textu* C διότι M 13 ἡ[2] *om.* M προφάσιον C *post* γίνεται *add.* ἀφ' ὧν M, ἢ C 14 αἱ ἄλλαι *post* αἱ λοιπαὶ *add.* C ψύξιος M 15 ταύτη Θ δὲ C 16 μὴ δεῖν] μηδένη Θ: μηδὲν MC: *corr.* Wilamowitz διακρίνοντα M *fortasse* τοῦτο τὸ νόσημα νοσημάτων *ante* λοιπῶν *add. in mg.* M[1] *vel* M[2], *in textu* C νομίσαι Θ 17 πάντ' Θ ἀνθρώπινα πάντα *transp.* M; *cf. Aer.* 22.75,15ss. *Hbg.* ἔχει (ἔχειν C) ἕκαστον *transp.* MC; *cf. Aer. loc. cit.* 17/18 ἐν ἑωυτῷ M 18 ἄπειρον Θ οὐδὲ MC 19 ἀρκεστά C ἐστὶ τὰ πλεῖστα *transp.* C τοῖς *om.* M ἀφ' *om.* C ὧν] ὅτων M 20 τοτὲ δὲ] τὸ δὲ M: τοῦτο δὲ C καὶ *om.* M δεῖ] χρὴ C 21 τῷ] τὸ M ἀποδώσει] *malim* ἐπιδώσει τὴν *om.* M 22 τῷ] τὸ M μειώσει] κακώσει ΘC, *fortasse recte* γὰρ] δὲ MC 23 καὶ ἐν τῇσιν ἄλλῃσιν – 24 τῇ νούσῳ *bis scripsit* C 23 τρέχειν (*bis*) C 24 προσφέροντας MC τὸ *om.* C 25 τε (*bis*) *om.* MC 26 δὲ

sich abmüht oder angespannt ist. 8 Ebenso muß, wenn der Mensch Unlust empfindet, der Körper erschauern und sich zusammenziehen, desgleichen, wenn er sich freut. Deswegen reagieren das Herz und das Zwerchfell am meisten darauf; am Denken indessen hat keins von beiden ursächlichen Anteil, sondern für all dies ist das Gehirn die Ursache. 9 Wie es nun als erstes Organ auf die Denkkraft, die von der Luft kommt, reagiert, so bemerkt das Gehirn es als erstes, wenn eine größere Veränderung in der Luft infolge der Jahreszeiten eintritt und die Luft ihren eigenen Zustand verändert. 10 Deswegen, behaupte ich, befallen es die größten, schlimmsten und tödlichsten Krankheiten, die ja für unerfahrene Leute am schwierigsten zu beurteilen sind.

18. Die hier besprochene sogenannte heilige Krankheit entwickelt sich aus denselben Ursachen wie die übrigen, aus dem, was in uns hineingeht und aus uns weggeht, und durch Kälte, Sonne und Winde, die wechseln und immer in Bewegung sind. 2 Diese Dinge aber sind göttlich, so daß man diese Krankheit nicht abtrennen und für göttlicher halten darf, sondern alle muß man für göttlich und alle für menschlich halten. Jede aber hat ihren natürlichen Ursprung und ihre spezielle Wirksamkeit, und gegen keine sind wir rat- und machtlos.

3 Die meisten sind auf dem Wege heilbar, auf dem sie auch entstehen. Denn einmal ist eines einem anderen Nahrung, dann wiederum bedeutet es ihm auch Schädigung. 4 Darauf nun muß sich der Arzt verstehen, daß er jeweils die entsprechende Maßnahme zur rechten Zeit erkennt und dem einen die Nahrung gibt und vermehrt, sie dem anderen aber entzieht und vermindert. 5 Denn man darf bei dieser und bei allen anderen Krankheiten das Leiden nicht vergrößern, sondern muß es aufreiben, indem man jeder Krankheit das ihr Feindlichste zuführt und nicht das, was ihr vertraut ist. Denn unter dem Einfluß des Vertrauten blüht sie auf und wächst, durch das Feindliche schwindet und vergeht sie. 6 Wer sich

θερμὸν ὑπὸ διαίτης, οὗτος καὶ ταύτην τὴν νοῦσον ἰῷτο ἄν, εἰ τοὺς καιροὺς διαγινώσκοι τῶν συμφερόντων, ἄνευ καθαρμῶν καὶ μαγίης καὶ πάσης τῆς τοιαύτης βαναυσίης.

ΘMC

MC ὑγρὸν καὶ ξηρὸν *transp.* MC ποιέει Θ 26/27 θερμὸν καὶ ψυχρὸν *transp.* MC; *cf. Caelium Aurelianum (p. 49)*: siccandi vel humectandi aut frigidandi vel calefaciendi causas. 27 εἰ καὶ C 28 μαγευμάτων MC 28/29 καὶ πάσης – βαναυσίης *om.* Θ τοιαύτης βαναυσίης M: τοιῆσδε βασκανίης C *Subscriptio:* π^ε ἱερῆς νούσου Θ: ἱπποκράτους π^ε ἱερῆς νούσου M: τέλος τοῦ περὶ ἱερῆς νούσου C

aber darauf versteht, in den Menschen durch Diät das Verhältnis von trocken und feucht, kalt und warm zu regeln, der dürfte auch diese Krankheit heilen können, wenn er die rechte Anwendung des Nützlichen beurteilen könnte, und das ohne Entsühnungen und Zauberei und dies ganze unberufene Tun.

ERLÄUTERUNGEN

Kap. 1. Par. 1 enthält den Krankheitsnamen, der in den folgenden Paragraphen bekämpft wird.

Der Verf. versucht (3), die Benennung religionspsychologisch aus a) der Unwissenheit und b) der Verwunderung der Menschen angesichts dieser Krankheit zu erklären. Daran schließt sich sogleich die Widerlegung an: Zu a) Par. 4: Die einfachen Heilmethoden beseitigen das „Göttliche" an der Krankheit; zu b): Verwunderung und Erstaunen müßten auch andere Krankheiten hervorrufen, ohne deshalb als heilig zu gelten; so (6) die verschiedenen Fieberarten mit ihrer Regelmäßigkeit, und (7–9) die geistigen Affektionen. [Diese werden wie die Symptome der Epilepsie (1,33 ff.) in Kap. 7 und 14/15 erläutert.] Die Menschen jedoch, die die Krankheit mit der Gottheit in Verbindung brachten, waren in Wahrheit Betrüger, die die tatsächliche Ursache nicht kannten und deshalb die Götter als Grund erfanden. So gaben sie a) (12–16) Enthaltungsvorschriften für mehrere Speisen und b) (17–18) Kleidungs- und Haltungsvorschriften, offenbar weil diese Dinge in einer bestimmten Beziehung zu den verantwortlichen Göttern standen. Sie tun das aber, um sich bei fatalem Ausgang der Krankheit vor den Anschuldigungen (der Verwandten) zu schützen. Auch hier ist die Widerlegung einfach; so zu b) (Kleidungsvorschriften; 22): Alle Bewohner Innerafrikas müßten Epileptiker sein, da sie überhaupt nur Kleidung aus Ziegenfell tragen. Zu b) (Speisen): Wenn die Krankheit in einem bestimmten Verhältnis zu Speisen steht, dann sind diese die Ursache, nicht die Götter. (Das müßten auch diese Leute wissen), und sie scheinen denn auch selbst nicht die Krankheit für göttlich bewirkt zu halten: Ist sie doch durch dieselben Mittel herbeizuführen, durch deren Enthaltung sie beseitigt wird. Aber (27–31) diese Betrüger glauben nicht nur nicht an die göttliche Herkunft der Krankheit, sondern ihre Praktiken des Eingreifens in natürliche (?) Vorgänge beweisen, daß sie auch nicht an die Macht der Götter glauben, ja nicht einmal an die Götter selbst; (sie würden sich sonst nicht hinreißen lassen, in Vorgänge einzugreifen, die von den Göttern gelenkt werden). Vielleicht (32) legen sich diese Menschen aber keine Rechenschaft über die Konsequenzen ihres Handelns ab, sondern die Motive des Gelderwerbs treiben sie dazu, die Epilepsie mit dem Wirken verschiedener Götter in Verbindung zu bringen (33–38). Jedoch sind auch die dann angewandten Heilpraktiken inkonsequent: Sie reinigen die Befallenen mit Blut, statt sie in die Tempel zu führen, um sie dort von dem Gott reinigen zu lassen. Auch die καθαρμοί müßten in die Tempel gebracht werden statt auf die Berge oder in abgelegene Gegenden, weitab von den Göttern: Dann würde das Denken der „Reiniger“ nicht durch ihr Handeln widerlegt werden. Aber der Verf. läßt keinen Zweifel daran aufkommen, (44), daß nach seiner Meinung die Gottheit mit dieser oder einer anderen Krankheit nichts zu tun haben kann: Die Gottheit als das Reinste ist gar nicht in der Lage, zu beflecken, sondern nur zu reinigen.

Das erste Kapitel zeigt das Treiben der „Heiler“ und weist mit den Mitteln oft ironisch gefärbter Logik Punkt für Punkt auf die inneren Widersprüche in Theorie und Praxis dieser Heilungsversuche hin. Das zweite Kapitel wird dann die Polemik vom medizinischen Standpunkt aus vortragen.

Kap. 2. Par. 1/2: Diese Krankheit ist nicht göttlicher als alle anderen auch. Wie diese ist auch sie heilbar. 4/5: Diese Krankheit ist erblich; sie befällt vor allem Phlegmakranke.

Das Kapitel bringt in seinem ersten Teil die persönliche δόξα des Verfassers in apodiktischer Form. Er stellt diese Krankheit zu den „anderen Krankheiten“ und kann sie dementsprechend im folgenden gemäß den Vorstellungen der zeitgenössischen Medizin erklären. Die anschließenden Paragraphen dienen teils der Erklärung seiner δόξα (Erblichkeit[1], konstitutionelle Gebundenheit), teils wenden sie sich noch einmal gegen die magische Auffassung, nun nicht mehr so sehr ausschließlich mit dialektischen Mitteln, als vielmehr mit dem Lehrgut der Medizin. Damit stellt das zweite Kapitel einen Übergang dar zwischen polemischem und medizinischem Teil. Kompositionell ist ferner zu beachten, daß Parr. 1–3 in Kap. 18,1 ff. fast wörtlich wiederkehren.

Textliche Übereinstimmungen mit Aer. sind S. 6 und 16 ff. besprochen worden. Hier ist nachzuholen, daß Par. 5 eine Entsprechung findet in Aer. 14.69,13 ff. Hbg. ὁ γὰρ γόνος πανταχόθεν ἔρχεται τοῦ σώματος ἀπό τε τῶν ὑγιηρῶν ὑγιηρὸς ἀπό τε τῶν νοσερῶν νοσερός. *Denn der Same kommt von allen Teilen des Körpers, von den gesunden gesunder, von den kranken kranker*[2].

Kap. 3 und 4. Mit ἀλλὰ γὰρ tritt der Verf. in die Krankheitsdarstellung (aitiologischer Teil Kap. 3–5) ein, welche mit einer Bemerkung zur Anatomie des Gehirns (2) und einer Beschreibung der Adern (3–7 der rechten Körperhälfte, 8 der linken) beginnt. Dazu gehört Kap. 4, das über die Funktion der Adern bei der Atmung informiert. Die Aufgabe dieser Beschreibung in der Ökonomie der Schrift wird erst beim weiteren Lesen deutlich, und zwar jener Abschnitte, in denen die Rolle des Phlegmas bei der Krankheitsentstehung und die der Luft bei der Bewußtseinsbildung geklärt wird. Die hier entwickelte Adertheorie wird in Aer.

[1] Zu den Fragen der Vererbungslehre E. Lesky 76 ff. Dort eingehende Besprechung dieser und ähnlicher Sätze aus Genit. 7,470,1; 474,5; 484,16 f. und Morb. IV 7,542,3 f. Li.

[2] Diller Anfänge 118.

Kap. 10 (65,26 ff. Hbg.) vorausgesetzt. Auch hat dort das Gehirn dieselbe entscheidende Bedeutung bei der Krankheitsentstehung (vgl. S. 9 ff.). Andere Adertheorien finden sich im CH. z. B. Int. 18/19 (vgl. S. 23 ff.), außerhalb des CH bei Diogenes von Apollonia (S. 29 ff.)[3]. Im Gegensatz zu dem hier vertretenen System steht das (jüngere) von Carn. Kap. 5, wonach alle Adern vom Herzen ausgehen.

Kap. 5. Das Kapitel knüpft mit Par. 1 an Kap. 2,6 an, indem es den Gedanken, die Krankheit befalle nur Phlegmakranke, wiederholt. Der Satz dient der Überleitung zu den folgenden Ausführungen, die das Entstehen der Phlegmakrankheit von Anfang an beschreiben. 2/3: Gesundheit und Krankheit beruhen auf der sich im Uterus vollziehenden Reinigung des Gehirns von Feuchtigkeitsstoffen. Wenn diese im rechten Maß vollzogen wird, so hat der Mensch einen gesunden Kopf. Der Schilderung des günstigen Falles folgen (4–5) die Abweichungen, die auf einem zu reichlichen Abfluß basieren. Hierdurch treten verschiedene Schädigungen ein; allerdings ist der Mensch unter dieser Voraussetzung noch kein Schleimkranker. Dazu wird er, wenn überhaupt keine Reinigung eintritt (6). Jedoch kann eine postnatale Reinigung noch vor dieser Krankheit bewahren (7/8). Kinder jedoch, die nach der Geburt keine sichtbaren Zeichen von Reinigung bieten, also äußerlich rein sind, drohen von der Krankheit befallen zu werden (9). – Zur Struktur des Kapitels vgl. S. 12 ff., 18 ff. – Eine Katharsis des Gehirns kennt ebenfalls Aer. (S. 9 ff.), Abas (S. 31) hat eine ganze Krankheitslehre darauf aufgebaut. Durch Analogieschluß wird diese Reinigung hier nun auch für das praenatale Leben postuliert. Für die Hippokratiker ist der Embryo ein Lebewesen, für das dieselben Gesetze gelten wie bei der postnatalen Existenz. Ähnlich werden in Art. Kap. 12 Luxationen im Uterus vorausgesetzt (vgl. M. Michler, Die Krüppelleiden in De morbo sacro und De articulis). In Oct. werden dieselben Gründe, die postnatal zu Krankheiten führen (Diätwechsel, Strapazieren der Nabelschnur bei der Geburt), auch für die Zeit um den achten Monat der Schwangerschaft vorausgesetzt (7,438. 444 Li.); angeborene Krüppelleiden werden als in dieser Zeit entstanden gedacht.

Ausgehend von Krankheitsdarstellungen, die wie M. S. eine Flußlehre zur Erklärung pathologischer Erscheinungen verwenden, erwartet der Leser zwischen Kap. 5 und 6 einen wie auch immer gearteten Hinweis auf die Auslösung des Flusses. Statt dessen spricht Kap. 6 sogleich in sehr abruptem Übergang von den Folgen eines Flusses zum Herzen und zur Lunge; man mag daraus schließen, wie sehr diese Theorie als bekannt vorausgesetzt werden konnte.

Kap. 6. Dieses Kapitel enthält, wie das folgende sowie Kap. 14 f., die Beschreibung eines Krankheitsanfalles. Zunächst wird die Richtung des Herabflusses angegeben. Es folgt die Aufzählung der daraus resul-

[3] Ausführlich zu den frühesten Aderlehren Fredrich 57 ff.

tierenden Leiden, die im folgenden in ihrer Entstehung und ihrem Ausklingen erklärt werden. Abschließend steht in Par. 5 ταῦτα μὲν οὖν πάσχει, ἢν ἐπὶ τὸν πλεύμονα καὶ τὴν καρδίην ἴῃ, womit deutlich auf den Einleitungssatz zurückgegriffen wird. Durch diese Einrahmung ist der Abschnitt als Einheit gekennzeichnet. Ein ähnliches Gliederungsprinzip ist innerhalb des Ganzen noch einmal zu erkennen: als Folge des Flusses wird gesagt, daß παλμὸς ἐπιλαμβάνει καὶ ἄσθμα καὶ τὰ στήθεα διαφθείρεται. Daran schließt sich ein γάρ-Satz an, der mit der Wiederholung dessen endet, was zu beweisen war: ἡ καρδίη πάλλεται, ὥστε ... τὸ ἄσθμα ἐπιπίπτειν. Damit könnte der Gedanke abgeschlossen sein. Der Verf. schließt aber einen weiteren γάρ-Satz an, der es ihm ermöglicht, auch von den Gründen zu sprechen, deretwegen das Leiden zu Ende kommt, und er kann den Gedanken vorläufig abschließen mit ἔπειτα παύεται τοῦ παλμοῦ καὶ τοῦ ἄσθματος. Indem so mit den Begriffen παλμός und ἄσθμα auf den Ausgangspunkt zurückgewiesen wird, wird aus diesem Satz selbst das παύεσθαι aufgegriffen, da es dem Verf. darauf ankommt, die natürliche Bedingtheit der Krankheit nicht nur durch die Erklärung ihres Anfanges, sondern auch ihres Endes zu beweisen (so auch Kap. 7,15; 15,3 und 15,8). Das Kompositionsprinzip, bestimmte Gedankenkomplexe dadurch als Einheit zu charakterisieren, daß an ihrem Ende die zu Anfang verwendeten Begriffe wiederholt werden, ist besonders in Kap. 10,2 ff. angewandt worden (vgl. S. 97). –

Die Folgen eines Herabflusses in die κοιλίη werden nur kurz gestreift. Der Bauchraum ist für die Epilepsie uninteressant (Austreten des Kotes wird anders erklärt; vgl. 7,11). Wohl aber interessieren die mit dem Herzen in Verbindung stehenden Symptome; es ist wichtig, schon hier zu erkennen, daß der Verf. dem Herzen wohl ein Reagieren auf körperliche Vorgänge zubilligt, die eigentlich geistigen Phänomene der Krankheit aber mit dem Gehirn in Verbindung bringt; 17,6 ff. gilt auch hier.

Kap. 7. Dieses Kapitel steht im Zentrum der Schrift; es enthält die Darstellung des epileptischen Anfalls, d. h. insbesondere die Folgen eines Phlegmaflusses in die Luft- und Blutadern. Das Aufbauschema entspricht dem aus Kap. 6 bekannten, ist aber detaillierter:

7,1 zählt die einzelnen Symptome auf in der Reihenfolge: ἀφωνίη, πνῖγμα, ἀφρός, συνερείδειν τοὺς ὀδόντας, σπασμοί, διαστρέφεσθαι τοὺς ὀφθαλμούς, οὐδὲν φρονεῖν, κόπρος.

3–12 die Einzelerklärungen (Aitiologie). 3–7: ἀφωνίη, ἄφρων: als geistige Affektionen besonders ausführlich behandelt. 8: σπασμοί der Hände. 9: Verdrehen der Augen. 10: Schaumfluß aus dem Munde. 11: Kotabgänge und Erstickungserscheinungen. 12: λακτίζειν (ist 7,1 zwar nicht erwähnt; vgl. aber 1,37). Das Knirschen der Zähne bleibt unerklärt. Inhaltliche Parallele besteht teilweise mit 1,33 ff.; die dort erwähnten Symptome werden hier und Kap. 14 f. naturwissenschaftlich gedeutet.

(Als wichtiger Unterschied zwischen den Symptomen 1,33 und Kap. 7 ist zu beachten, daß hier die Aphonie zusätzlich erwähnt und am ausführlichsten besprochen wird. Die Magier erklären die dynamischen Äußerungen der Krankheit; für den Arzt steht die geistige Affektion in der Mitte des Krankheitsbildes.) Nicht aufgenommen unter die typischen Symptome der Krankheit ist die Angst und Flucht der Kranken (1,38). Dazu siehe Kap. 12.

Beispiele für dasselbe Schema im CH: Vgl. S. 20 und die Bemerkungen zu Kap. 14,4–15,7.

7,13–15 bringen nach der Gruppe „Symptome" und „Aitiologie" Angaben zum Ausgang des Anfalls, sind also als prognostischer Teil zu bewerten, dessen summarische Bemerkungen in den folgenden Kapiteln detailliert erörtert werden. (Kapitelabteilung nach 7,12 wäre berechtigt.)

Kap. 8–10,1. Modalitäten des Krankheitsverlaufes unter wechselnden körperlichen Voraussetzungen. Epilepsie und Lebensalter: Prognosen des Verlaufes eines Anfalls.

Kap. 8: Kinder. Ihre Adern sind dünn und deshalb sogleich bei einem Phlegmafluß verstopft. Eine Angabe der Blutmenge in den Adern fehlt; sie dürfte gering sein.

Kap. 9,1–2: Mannesalter. Die Adern sind jetzt groß und hohl. Das Blut fließt reichlich und ist warm, so daß es das Phlegma sofort überwältigen kann.

Kap. 9,3–10,1: Greisenalter. Die Adern sind leer, in ihnen fließt wenig dünnes, kaltes Blut.

Aus diesen Voraussetzungen leitet sich nach der Logik dieser Lehre jede prognostische Angabe leicht ab: Im Kindesalter sind die Adern sogleich verstopft, das Blut erkaltet. Im Mannesalter ist das Blut stärker als das Phlegma: die Adern sind hohl und können nicht verstopft werden. Im hohen Alter fließt das Phlegma ungehindert in die leeren Adern, das wenige kalte Blut vermag keinen Widerstand zu leisten.

Das Mannesalter steht zwischen den Extremen Kindes- und Greisenalter, es ist die harmonische Mitte zwischen beiden. Die Vorstellung der Mitte und des Maßes (vgl. S. 29) ist hier auf die Lebensalter übertragen. Man meint auch hier die Gegensatzlehre des Alkmaion (S. 27) wiederzufinden: die Gegensätze des Warmen/Kalten, Vielen/Wenigen, Leeren/Vollen, Starken/Schwachen, Dicken und Dünnen, schließlich auch des Alten/Jungen weisen grundsätzlich auf eine Krankheitslehre, deren oberstes Prinzip der Gegensatz an sich ist, zu der aber ebenso grundsätzlich die Lehre von Maß und Mitte gehört.

Kap. 10,2–11. Die äußeren Anlässe des Phlegmaflusses. Der Verf. folgt auch hier, wie in Kapp. 8 und 9, der Einteilung nach Altersklassen. 10,2–6: Wirkung auf Kinder. 10,7–9: auf Greise. 10,10–11: auf Männer im besten Alter. Die äußeren Gründe sind die Einwirkungen von Wärme und Kälte sowie des Wetterumschlages auf das Gehirn. Diese Faktoren rufen den Herabfluß des Schleims hervor. Während für Kinder und Greise die physiologisch-anatomischen Angaben der voraufgehenden Kapitel nicht ergänzt werden, wird den günstigen körperlichen Bedingungen des Mannesalters hier noch der gute Zustand des Gehirns hinzugefügt.

Zu Beginn des Abschnittes steht ἐπικαταρρεῖ und damit die Bezeichnung des Vorganges, dessen Erklärung das ganze Kapitel gewidmet ist. Charakteristisch für den Stil ist, daß die einzelnen Abschnitte in der Weise enden, daß sie jeweils in den anfangs gebrauchten und zu erklärenden Begriff münden. So enden Parr. 2/3 mit καὶ οὕτως ἐπικαταρρεῖ. Ebenso Par. 4, nur wird hier mit καὶ οὕτως τὸν κατάρροον ποιεῖται der Ausdruck gewechselt. In Par. 5 wird der anfangs verwendete Terminus ἐπικαταρρεῖ wieder aufgenommen, der Abschnitt endet Par. 6 mit καὶ οὕτως ... ἐπικατερρύη τὸ φλέγμα. Ähnlich verfahren die folgenden Paragraphen; denn wenn Par. 8 mit καὶ οὕτως ἐπίληπτος γίνεται ausklingt, so bezieht sich der Ausdruck auf Par. 7 αὗται αἱ προφάσιες τῆς ἐπιλήψιός εἰσι. In Parr. 10/11 ist οὐκέτι ἡ νοῦσος αὕτη ἐπιλαμβάνει zwar nicht wörtlich dasselbe wie ὥστ' οὐκ ἐπικαταρρεῖ, aber doch sachlich. Zugleich ist hier aber der zu Beginn gebrauchte Terminus abschließend noch einmal verwendet und damit der gesamte Abschnitt als Einheit gekennzeichnet. Diese als Ringkomposition[4] bezeichnete Erscheinung ist auch anderen hippokratischen Schriften nicht fremd. Man vergleiche z. B. den S. 28 zitierten Satz aus Morb. II 4: *„Schwerhörig ist er ... denn ... und deshalb hört er schwer."* Aus Aer. sei 8.62,24 ff. zitiert: διὰ ταῦτα δὲ καὶ σήπεται τῶν ὑδάτων τάχιστα ταῦτα καὶ ὀδμὴν ἔχει πονηρὴν τὸ ὄμβριον, ὅτι ἀπὸ πλείστων ξυνῆκται καὶ συμμέμικται, ὥστε σήπεσθαι. *Darum fault (Regenwasser) am schnellsten von allen Wassern und bekommt einen schlechten Geruch, weil es von vielen Seiten zusammengebracht und vermischt ist, so daß es faulig wird.*

Andere Beispiele sind 62,34–63,5; 64,9–11; 65,5–12; 65,25–30; 65,31–66,4; 70,12–20. In M. S. wird das Kompositionsprinzip auch im größeren Maßstab verwendet; durch mehrere wörtliche Bezüge ergeben sich gleichsam konzentrische Kreise mit sich verkleinerndem Durchmesser. So greift der letzte Satz der Schrift das große Thema des ersten Kapitels abschließend auf. Kap. 16,1 steht in bezug auf (3 und) 4. 14/15 (Gehirn, besonders das kranke) ordnet sich zu Kap. 5 (Entstehung des phlegmakranken Hirns). Im Zentrum dieser Kreise steht das siebte Kapitel mit den dazugehörigen Abschnitten.

Kap. 11 betont wiederum die außerordentliche Bedeutung, die Wetterumschläge, vor allem von Nord- und Südwind, für die Auslösung eines Anfalles haben. Dieser für den behandelnden Arzt – er muß die καιροί kennen, vgl. Kap. 18 – wichtigen Prognose des Eintritts der Krankheit ist eine solche des Behandlungserfolges beigegeben. Der Grund für die Schwierigkeit der Heilung ist das überaus feuchte Gehirn. Die Parr. 3

[4] Vgl. Fränkel 71 ff. und van Groningen 51 ff. Dort weitere Literatur.

und 4 belegen diese Behauptung mit dem Hinweis auf drehkranke Ziegen. Zu diesem als τεκμήριον (Beweis) gedachten Beispiel stellen sich viele Parallelen aus dem CH; es sei hier nur eine Auswahl geboten, die nach stilistisch-syntaktischen Gesichtspunkten getroffen wurde: Aer. 8.63,12 Hbg. γνοίης δ' ἂν ὧδε · εἰ γὰρ βούλει, ὅταν ᾖ χειμών, ἐς ἀγγεῖον μέτρῳ ἐγχέας ὕδωρ θεῖναι ἐς αἰθρίην, ἵνα πήξεται μάλιστα, ἔπειτα τῇ ὑστεραίῃ ἐσενεγκὼν ἐς ἀλέαν ὅπου χαλάσει μάλιστα ὁ παγετός, ὁκόταν δὲ λυθῇ, ἀναμετρῶν τὸ ὕδωρ εὑρήσεις ἔλασσον συχνῷ. (Zu ἀναμετρῶν Diller Festschrift Kapp 47.) *Das kann man sich folgendermaßen klarmachen: wenn man will, so gieße man im Winter in ein Gefäß Wasser, das man abgemessen hat, und stelle es an die Luft da, wo es am stärksten gefriert; dann bringe man es am folgenden Tage in die Sonne, wo das Eis am schnellsten schmilzt, und, wenn es geschmolzen ist, messe man das Wasser wieder nach, und dann wird man finden, daß es viel weniger geworden ist* (Diller Anfänge 112). Nat. Pueri 7,498,22–24 Li. ἢν τις αὐτὰ αὐανθῆναι ἐάσῃ καὶ περιρρήξας τὴν κύστιν σκέψηται, εὑρήσει αὐτῶν τὸ ὅμοιον ἐς τὸ ὅμοιον ἐληλυθός. *Wollte man das Ganze dann trocken werden lassen und nach Zerreißung der Blase betrachten, so würde man finden, wie das Gleiche zum Gleichen gesellt ist* (Fuchs I 223). Vgl. 7,530,14 f. Li. Mul. I 8,12,9 ff. Li. καὶ γάρ, εἴ τις ὑπὲρ ὕδατος ἢ καὶ χωρίου ὑδρηλοῦ δύο ἡμέρας καὶ δύο εὐφρόνας θείη εἴρια καθαρὰ καὶ εἷμα καθαρὸν[5] καὶ βεβυσμένον εὐστάθμως ἴσον τοῖσιν εἰρίοισιν, ἀνελὼν εὑρήσει στήσας πολλῷ βαρύτερα τὰ εἴρια ἢ τὸ εἷμα. *Denn gesetzt den Fall, es würde jemand zwei Tage und zwei Nächte lang über Wasser oder auch über einer feuchten Stelle gereinigte Wolle und ein reines Gewand von dichtem Gewebe und der Wolle genau entsprechendem Gewichte anbringen, so wird er, wenn er das abnimmt und wägt, finden, daß die Wolle viel schwerer ist als das Gewand* (Fuchs III 393). Vgl. Nat. Hom. 6,46,13, Morb. I 6,198,17, Morb. II 7,36,13, Haem. 6,440,23, Carn. 8,610,7, Cord. 9,80,14 (näheres bei Senn). – Nachtrag s. S. 103 f.

Kap. 12. Verhalten der Kranken vor dem Anfall (die Aura). Ihre Flucht (vgl. 1,38) wird durch das προαισθάνεσθαι des Anfalls gedeutet; daraus resultieren teils Scham, teils Angst. Das Kapitel erklärt die mit der Epilepsie verbundenen Fluchterscheinungen, die von den Magiern durch das Einwirken der Hekate begründet wurden, psychologisch. Vgl. S. 25.

Kap. 13–17. Ergänzenden Charakter haben die Kapitel 13 und 14–17. Während man an der Echtheit des 13. Kapitels niemals gezweifelt hat, wollte Wilamowitz und nach ihm Regenbogen Kapp. 14–17 als unecht athetieren. Der dagegen vorgebrachte Widerspruch ist wohlbegründet,

[5] καθαρόν bedeutet hier im Zusammenhang „rein, nicht feucht", bildet damit also eine Parallele zu 5,9 καθαροί. Desgleichen Nat. Hom. 6,76,10 Li. (45,21 Villaret): Im (feuchten) Winter soll man καθαρὰ ἱμάτια tragen, im (trockenen) Sommer ἱμάτια ἐλαιοπινέα.

wie eine Analyse zeigen mag. Ich gehe dabei absichtlich von Kap. 13 aus, da dieses m. E. mit den folgenden eine Einheit bildet.

Das 13. Kapitel stellt eine ausführliche Begründung der Bemerkung 10,4 dar, wonach die Krankheitsanfälle u. a. durch den Südwind ausgelöst werden. 11,1 tritt dieser Gedanke noch mehr in den Vordergrund, in Kap. 13 wird er eingehend begründet. Das Thema ist die Gewalt der Winde, vornehmlich des Notos, in zweiter Linie des Boreas. Die Gliederung ergibt sich aus der Bemerkung, daß diese beiden Winde einander an Wirkung entgegengesetzt sind. Entsprechend wird in parallelem Gedankenablauf 3–4 die Macht des Boreas, 5–10 die des Notos dargestellt, wobei die Bemerkungen zu diesem Winde ausführlicher gehalten sind als die zum Boreas: der Südwind als feuchter Wind ist bei der Entstehung des epileptischen Anfalles wichtiger als der Nordwind (vgl. 8,1). Die Gegenüberstellung von 3/4 und 5/10 ergibt folgendes Bild:

Boreas:	Notos:
hat trocknende Wirkung, klärt dunstige Luft;	löst trockene Luft auf (weht nicht gleich stark);
ebenso wirkt er auf alles andere Feuchte, das vom Meer kommt und den anderen Gewässern.	ebenso wirkt er auf Erde, Meer, Flüsse, Quellen, Brunnen und auf alles, in dem Wasser ist.
Scheidet aus allem das Feuchte aus, (also) auch aus dem Menschen. Er ist der gesündeste Wind.	Wirkt auf alles (durchfeuchtet alles). Macht statt klar trübe usw. Auch Gefäße in den Vorratshäusern, unter der Erde, reagieren auf diesen Wind und verändern ihre Gestalt. Er verdunkelt Sonne, Mond und Sterne. Da er auf so Großes Gewalt hat, bewirkt er auch, daß der menschliche Körper sich verändert.

Die Parallelität der Darstellung ist vollkommen. Beide Abschnitte kulminieren in der Feststellung, daß die Winde auch auf den menschlichen Organismus einwirken. 11/12 bringen das Resümee aus den voraufgehenden Paragraphen, jedoch wird der Gedanke, daß sie auf den Menschen wirken, jetzt spezifiziert, indem diese Wirkung mit Gehirn und Adern in Beziehung gesetzt wird, eine Behauptung, die zwar auch 7,6 f. aufgestellt wurde, deren Beweis aber erst in den folgenden Kapiteln beigebracht werden wird. Gehirn und Luft sind die Stichworte, die zu den folgenden Kapiteln überleiten.

Kap. 14,1–4: Die verschiedenen seelischen Regungen werden durch ein und dasselbe Organ bedingt; auch Anomalitäten gehen von diesem aus. So (Par. 4) entstehen besonders durch dieses μαίνεσθαι καὶ παραφρονεῖν, δείματα καὶ φόβοι, ἀγρυπνίαι, πλάνοι ἄκαιροι, φροντίδες οὐχ ἱκνεόμεναι, ἀγνωσίη, λήθη. (Also jenes Krankheitsbild, das bereits 1,7 beschrieben wurde und hier nun im einzelnen erklärt wird.) Dieses Organ ist das Gehirn (Par. 5).

14,6–15,7: Einzelerklärungen der oben aufgezählten Phänomene. 14,6–15,2: μανίη resultiert aus Feuchtigkeit, das heißt Phlegma oder Galle (der Begriff „Säfte“ χυμοί wird hier also nicht verwendet). 15,3 δείματα und φόβοι entstehen dadurch, daß χολή zum Kopfe fließt, wodurch eine Veränderung des Gehirns verursacht wird (ob eine qualitative oder lokale, läßt sich nicht entscheiden). 15,4 behandelt die ἀνίαι und ἄσαι. (Diese entsprechen den ἀγρυπνίαι und φροντίδες οὐχ ἱκνεόμεναι; so steht 17,6 ἀνιώμενον neben φροντίζον. In Morb. II 7,108,25 Li. ist φροντίς Name einer Krankheit – Hypochondrie nach Littré –, zu der ἄση, Flucht aus der menschlichen Gesellschaft, φόβος, δείματα und ὀνείρατα φοβερά gehören.) 15,5–7: Schreien in der Nacht, und zwar im Schlafe (15,7). Diese Bemerkungen erklären manische Erscheinungen zur Nachtzeit, während 15,3 solche bei Tage behandelt. – Es verwundert, daß nach der διαίρεσις 15,1 (die ὑγρότης teilt sich in φλέγμα und χολή) hier das Blut die Funktion der Galle übernimmt. Der Grund dafür mag sein, daß die Phänomene im Schlafe auftreten, der Schlaf aber von Alkmaion dadurch erklärt worden war, daß er durch eine ἀναχώρησις des Blutes in die blutführenden Adern, das Erwachen aber durch die διάχυσις des Blutes (im Körper?) eintrete (VS 24 A 18).

16,1: Das Gehirn ist das Hauptorgan (nicht etwa Herz oder Zwerchfell); es vermittelt die φρόνησις der Luft. Sinnesorgane, Sprechen und Bewegung gehorchen den Befehlen des Gehirns, die sich über die Luft den einzelnen Körperteilen mitteilen. Die Luft gelangt zuerst in das Gehirn (1–4). Es ist ausgeschlossen aus Gründen der Zweckmäßigkeit, daß sie zuerst in den Rumpf gelangt.

Kap. 17 schließt sich an diesen Gedanken an, indem nun die Fehler aufgezeigt werden, die in der Annahme liegen, das geistige Führungsorgan sei a) das Zwerchfell, b) das Herz.

1–5: Die φρένες können wegen des Fehlens eines Hohlraums keine Luft und damit keine φρόνησις aufnehmen.

6–8: Die Reaktionen des Herzens erklären sich nicht durch geistige Tätigkeit, sondern durch die zentrale Lage dieses Organs (16,5 gilt natürlich auch hier). (Zwerchfell und Herz haben zwar αἴσθησις = Reaktion, Reflexe, aber keine φρόνησις = geistige Qualitäten.) Da beide als geistiges Organ auszuschließen sind, bleibt nur das Gehirn als solches übrig.

9 f. Resümee: Abschluß und Zusammenfassung von Kapp. 14–17. Für „alles dieses“ ist das Gehirn der Grund; dieser Satz greift zurück auf 14,5, darüber hinaus auf 3,1 (Wortlaut!). Zugleich schließt dieser Paragraph an Kap. 13,11 an: das Gehirn nimmt nicht nur die spezifische φρόνησις (etwa das Denken) wahr, sondern auch klimatische Veränderungen, die Veränderungen eben dieser Luft sind. Hier schließt sich der Kreis

der Überlegungen: die Krankheit unterliegt dem Einfluß der Winde auf das Gehirn. Der Bogen spannt sich von 13,11/12 bis 17,10; dieser letzte Paragraph bezieht sich darüber hinaus auf 3,1. Die Kapitel sind demnach mit den vorausgehenden zusammen ein einheitliches Ganzes.

Parallelen. Kap. 13. Aus Aer. sind zahlreiche Parallelen anzuführen. Ein Teil davon ist bereits S. 42 f. anläßlich der Diskussion von 13,10 (Zusatz des Corsinianus) vorgeführt worden. Hier sei noch hingewiesen auf Aer. 8. Das dort geschilderte Wirken der Sonne hat engste Beziehungen zu der Darstellung der Tätigkeit des Boreas in M. S.: Sie entzieht dem Wasser das Feinste und Leichteste *„und zwar zieht sie dieses nicht nur aus den stehenden Gewässern heraus, sondern auch aus dem Meer und aus allem, worin Feuchtigkeit enthalten ist; sie ist aber in jedem Ding enthalten. So zieht sie auch aus dem Menschen selbst das Dünnste und Leichteste an Feuchtigkeit an sich"* (Übersetzung Diller, Anfänge 110 f.)[6]. Auch hier wird also auf die Wirkung der Sonnentätigkeit auf den Menschen besonders hingewiesen, ohne daß diese Beziehung im Zusammenhang von Aer. bedeutungsvoll wäre[7]. Ferner ist auf die Kapp. 3 und 4 von Aer. hinzuweisen, die in der für das 13. Kapitel von M. S. bezeichnenden Weise der Paralleldarstellung die Wirkung der Nord- und Südwinde beschreiben[8].

Kap. 14/15: Das in diesem Kapitel zu erkennende Schema ist dasselbe wie das für Kap. 7 erschlossene. Es besteht darin, zunächst den Symptomkomplex summarisch vorzulegen, danach dessen einzelne Elemente Punkt für Punkt zu erläutern. Auch diese formale Übereinstimmung zweier entscheidender Partien der Schrift kann bei der Beurteilung der Einheitlichkeit nicht hoch genug eingeschätzt werden. – Zur Beziehung zwischen Luft und Bewußtsein vgl. die Bemerkungen zu Diogenes von Apollonia S. 30.

Kap. 18 faßt zunächst (1) die auslösenden Anlässe zusammen, um sie in Par. 2 allesamt als göttlich zu bezeichnen (vgl. S. 16). Der Bezug zu Kap. 2,1–3 ist besonders deutlich; dort war ebenfalls bereits die Heilbarkeit der Krankheit erwähnt. Mit diesem Gedanken leitet der Verf. zu dem letzten Abschnitt seiner Darstellung über, der allgemeine Angaben zur Therapie enthält. Wenn man bedenkt, daß die epileptischen Anfälle vornehmlich unter dem Einfluß des feuchten Südwindes eintreten, so wird der Arzt zu diesem Zeitpunkt (καιρός) dafür sorgen müssen, daß der

[6] Zu dieser Partie vgl. Nat. Pueri 7,526,23 ff.: *Die Sonne aber löst (den dicken und fetten Säftefluß in der Pflanze) auf und bringt ihn, da er leicht ist, zum Auskochen in den Zweigspitzen und veranlaßt ihn zur Fruchtbildung. Und die leichte Flüssigkeit schafft sie von der Frucht weg, die dicke aber kocht die Sonne und erwärmt sie, und dadurch macht sie die Frucht süß* (hierher Aer. 8.62,30: das Klarste und Leichteste aber ... wird süß, da es von der Sonne erwärmt und gekocht wird). Zur Sonne auch: Herodot II 24 ff. und besonders Diogenes von Apollonia (VS 64 A 18).

[7] Diller WuA 102.

[8] Diller WuA 101.

Patient geeignete Mittel erhält, die die Feuchtigkeit des Gehirns trocknen. Die Therapie ist allopathisch orientiert. Dem widerspricht nicht der Satz, daß die meisten Krankheiten durch ebendasselbe heilbar seien, aus dem sie auch entstanden sind. Vielmehr soll gesagt werden, daß die Heilmittel – soweit die Krankheit überhaupt heilbar ist, was im Falle der Epilepsie nach Kap. 2 nur bedingt zutrifft – dem Bereich der natürlichen Kräfte angehören müssen, die ja das Leiden auch verursacht haben. Das durch Feuchtigkeit Entstandene wird durch das Trockene oder das weniger Feuchte bekämpft. Damit wird gleichzeitig eine Abgrenzung gegen die magische Behandlungsmethode vorgenommen; nicht darf der Satz im Sinne einer homöopathischen Behandlung verstanden werden, was im Gegensatz zu den folgenden Therapieangaben stehen würde[9]. Der Arzt hat dabei zu berücksichtigen, daß ein und dasselbe Pharmakon, je nach der vorliegenden Krankheitsursache, eine Steigerung (τροφή) oder eine Minderung (κάκωσις) eines Leidens bewirken kann. (τροφή ist hier in einem anderen Sinne gebraucht als kurz darauf; die gleiche Bedeutung wie hier findet sich De vet. med. 6.40,1–3 Hbg. δῆλον τὸ προσενεχθὲν τῇ μὲν νούσῳ τροφή τε καὶ αὔξησις γινόμενον, τῷ δὲ σώματι φθίσις τε καὶ ἀρρωστίη. Zu κάκωσις vgl. Aer. 14. 69,10 Hbg. τὸ μὲν σφαιροειδὲς τῆς κεφαλῆς κακοῦται, τὸ δὲ μῆκος αὔξεται.) Er wird jeweils dasjenige verordnen, was der Krankheit am feindlichsten ist, wobei „feindlich“ gleichbedeutend ist mit „entgegengesetzt“ (Müller, Heilung 228; vgl. auch De octimestri partu 7,446,17 ff. Li. ἔνεστι πρὸς ἕκαστον πολλὰ μὲν συμφέροντα, πολλὰ δὲ πολέμια. ἐκ μὲν οὖν τῶν συμφερόντων αἵ τε ὑγίειαι γίνονται καὶ αἱ αὐξήσιες, ἐκ δὲ τῶν ἐναντίων αἵ τε νοῦσοι καὶ οἱ θάνατοι.) Das bedeutet nicht, daß der Arzt den entgegengesetzten Zustand herstellt; das wäre wiederum Krankheit; vielmehr wird er das Feuchte bis zu dem Punkte beseitigen, in dem es sich mit dem Trockenen im Gleichgewicht befindet.

Der letzte Paragraph nimmt noch einmal die Begriffe auf, die bereits in Paragraph 4 verwendet worden waren (Ringkomposition), und zwar teils wörtlich (ἐπίστασθαι – ἐπίσταται; τὸν καιρὸν διαγινώσκων – τοὺς καιροὺς διαγινώσκοι), teils sinngemäß (τροφή – δίαιτα). Im Unterschied zu Paragraph 4 werden hier aber abschließend die vier „Qualitäten“ nebeneinander genannt, als die äußerste Abstraktion der in der Vielfalt der Phänomene letztlich wirkenden Kräfte, aus denen die Krankheiten entstehen und deren sich der Arzt bei der diätetischen Behandlung bedienen muß, um die Gesundheit wiederherzustellen.

Damit ist es dem Verfasser gelungen, entsprechend seiner Behauptung in Kapitel 2 die natürliche Bedingtheit der Epilepsie und folgerichtig auch ihre grundsätzliche Heilbarkeit darzulegen. Er hat, innerhalb der Möglichkeiten seiner Zeit, diese Krankheit zu einem Gegenstand der ἐπιστήμη, des wissenschaftlichen Verstehens und der wissenschaftlichen Praxis, ge-

[9] Müller Heilung 225 ff.

macht. Sehr pointiert setzt er diese Auffassung noch einmal in der Schlußbemerkung gegen die magische Aitiologie und Therapie ab, deren es zur Bekämpfung der Epilepsie nicht bedarf. Diese Bemerkung läßt noch einmal im Leser den Inhalt des ersten Kapitels wach werden und erinnert ihn daran, daß diese Schrift nicht nur der Darstellung eines neuen, wissenschaftlichen Erklärungsversuches der Fallsucht dienen soll, sondern ebensosehr bezweckt, eine scharfe Trennungslinie zu ziehen zwischen der medizinischen Kunst als einer Wissenschaft von der natürlichen Entstehung der Krankheiten und solchen Praktiken, die sich aus primitiven Vorstellungen von den Beziehungen der Götter zu den Menschen ableiten. Gerade dieses ernsthafte Bemühen um eine saubere Wissenschaft zum einen und eine reine Vorstellung vom Göttlichen und Heiligen zum anderen ist es, was den Leser dieser Schrift am nachhaltigsten beeindruckt.

Nachtrag zu Kap. 11:

Kap. 11 führt eine dünnflüssige Form des Phlegmas ein, die ὕδρωψ und ὕδωρ genannt wird. ὕδρωψ bezeichnet eigentlich eine Krankheit, die Wassersucht, das Wort beginnt hier aber eine Bedeutung anzunehmen, die dazu geführt hat, daß es in anderen hippokratischen Schriften als vierter Körpersaft geführt werden konnte. In Kap. 15,5 sehen wir, daß neben dem Phlegma und der Galle auch das Blut zur Erklärung physiologischer Vorgänge herangezogen wird, wobei jedoch das Blut in seiner Funktion kaum von der Galle zu unterscheiden ist. Dennoch ist unter dem Gesichtspunkt der Entwicklung der hippokratischen Viersäftelehren von Bedeutung, daß in De morbo sacro Phlegma, Galle, Blut und Hydrops nebeneinander erscheinen. Diese Viersäftelehren, die uns in De natura hominis, De genitura und De morbis IV vorliegen, sind alle dadurch verbunden, daß sie Phlegma, Galle und Blut als Grundsubstanzen postulieren, sie unterscheiden sich aber hinsichtlich des vierten Saftes. Während De natura hominis diesen durch eine Unterteilung der Galle in eine helle und in eine schwarze Art erhält, erscheint in De genitura und De morbis IV das „Wasser“, ὕδρωψ oder ὕδωρ, das uns in M. S. als eine Unterart des Phlegmas begegnet, verselbständigt. So heißt es Morb. IV 7,542,6–11 Li.: *Zur Bildung des menschlichen Wesens fällt der Same, der von allen Gliedern des Mannes und der Frau kommt, in den Uterus der Frau und konsolidiert sich. Mann und Frau haben vier Arten von Flüssigkeit in ihrem Körper, aus denen die Krankheiten entstehen, außer den gewaltsam zugefügten. Diese Arten sind Phlegma, Blut, Galle und Wasser, und von diesen gelangt nicht der wenigste und schwächste Teil in den Samen, und nachdem das Lebewesen geboren ist, hat es entsprechend seinen Eltern ebensoviele Arten gesunder und kranker Flüssigkeit in sich.* Dieselben vier Arten finden sich Genit. 7,474,5–11. Li. Wollte man eine historische Entwicklung dieser Viersäftelehre nachzeichnen, so müßte dabei sicher auch M. S. Kap. 11 genannt werden, wo sich der Übergang von der Krankheitsbezeichnung Hydrops zu der Auffassung desselben als eines Körpersaftes abzuzeichnen beginnt.

Dagegen vertritt Nat. Hom. eine hinsichtlich des vierten Saftes abweichende Lehre (6,38,19–40,2 Li.): *Der Körper des Menschen hat in sich Blut und Phlegma und helle und schwarze Galle, und das ist ihm die Natur seines Körpers, und durch sie leidet er und ist er gesund.* Nicht anders als in Genit. und Morb. IV sind diese Säfte angeboren (42,18–44,2 Li.). Den Keim für die schwarze Galle als vierten Saft hat man bemerkenswerterweise in einer Stelle von Aer. gesehen (10.66,25–28. Hbg.), wo das Auftreten von Melancholie erklärt wird. Es heißt dort: *Denn von der Galle wird das Flüssigste und Wässerigste aufgetrocknet und aufgezehrt, das Dickste und Schärfste bleibt zurück, und mit dem Blut geschieht dasselbe, und daraus entstehen die Krankheiten*[10]. Melancholie bedeutet hier nicht „Verfassung, in der der Saft schwarze Galle vorherrscht, sondern: Krankheit, die charakterisiert ist durch die schwarze Verfärbung des Saftes Galle" (Hellmut Flashar: Melancholie und Melancholiker in den medizinischen Theorien der Antike, Berlin 1966, 24). Zu einem selbständigen Saft gelangt die schwarze Galle wohl erst in Nat. Hom. und dem verwandten Schriftenkreis der Epidemien; aber auch die knidische Schrift Int. kennt ihn. Sowohl bei dem Hydrops als auch bei der schwarzen Galle als dem vierten Saft steht am Anfang die Krankheitsbezeichnung, wie wir mit Hilfe von De morbo sacro und De aeribus noch sehen können.

[10] Vgl. dazu Pohlenz 100 (Anm. 1 zu S. 12) und Erich Schöner: Das Viererschema in der antiken Humoralpathologie (= Sudhoffs Arch. Gesch. Med. Naturw. Beih. 4), Wiesbaden 1964, 50 f., bes. 51 Anm. 1.

BEMERKUNGEN ZU EINZELNEN TEXTSTELLEN

1,3 Die genau durchgeführte Gliederung zeigt, daß 1,3 ἀπορίης statt ἀπειρίης zu lesen ist. Beide Wörter neigten zur gegenseitigen Verwechslung; vgl. 14,4; 18,2.

ὅτι-ἐπαοιδῇσιν del. Ermerins. Der Satz unterliegt dem Verdacht der Interpolation. In M ist ursprüngliches ἀπό(λ)λυται · ἰῶνται γὰρ zu ἀπολύονται (byzantinische Aussprache!) geworden. Dieses Versehen erklärt sich am einfachsten dadurch, daß ἰῶνται κτλ. über ἀπόλυται geschrieben stand. – Das Versehen zog ein weiteres nach sich (ᾧ om. M). Jemand meinte, mit ἀπολύονται γὰρ beginne ein neuer Satz: also fehlt dem vorausgehenden das Verbum. Es ließ sich scheinbar leicht herstellen, indem man ᾧ strich. – Vgl. Hermes 93, 1965, 490.

1,5 Mit εἵνεκεν vergleicht Diller Heraklit (VS 22 B 99) εἰ μὴ ἥλιος ἦν, ἕνεκα τῶν ἄλλων ἄστρων εὐφρόνη ἂν ἦν.

1,25/26 Hingewiesen sei auf die Parr. 25 und 26, in denen sich ein gewisser Hang zur Breite und Wiederholung verrät. Stellt man die Sätze einander gegenüber, so läßt sich ein gedanklicher Unterschied kaum feststellen; deutlich ist nur der Wechsel von passivischer Ausdrucksweise zu aktiver, in einer Art grammatischer Umkehrung. Jedoch gehören beide Fassungen demselben Autor: er liebt die Wendung τί κωλύει (25; vgl. S. 6), und 26 ist durch τὸ θεῖον ἀπόλλυται gesichert, das schon 1,4 begegnete. – Vergleichbar aus M. S. sind 1,29/30:31, wenn die Wiederholung in 31 auch weniger deutlich ist. Auch 18,4/5 und 6 sind nicht frei von Tautologie. Aer. bringt in Kap. 24 Vergleichbares.

1,32 Die Hss. weichen stark voneinander ab, weil in ihnen vermutlich Versuche unternommen wurden, dem Satz einen Sinn abzugewinnen. Der eigentliche Fehler dürfte in μεμίμηνται liegen, das durch μιμῆται (1,33) bedingt sein mag. ἐπαιτιῶνται ist ein Vorschlag, dem Satz mit Hilfe von Aer. 74,31 (τὸν θεὸν) ὃν ἐπαιτιῶνται einen Sinn zu geben.

1,35 'Ενοδίης θεοῦ: vgl. S. 32. – Nachtrag s. S. 107.

1,38 'Ανταῖον θεόν Erotian. Das Lemma müßte, wenn es aus M. S. stammt, zwischen 1,10 ἀναΐσσοντας und 1,40 ἀλαζόνες gestanden haben (vgl. S. 47). Regenbogen 15 hat daran gedacht, 1,32 ἢν μὲν γὰρ αἶγα μιμῆται, ⟨τὸν 'Ανταῖόν φασιν αἴτιον εἶναι⟩ zu emendieren. Es ist aber zweifelhaft, ob die Götterliste, statt mit der Göttermutter, mit Pan begann, dessen Bezeichnung als ἀνταῖος θεός darüber hinaus unsicher ist. Die ἀνταία θεός an sich war Hekate (Rohde, Psyche II 83 Anm. 4; 84 Anm. 3), so daß es möglich ist, daß ein ursprüngliches ἀνταίου θεοῦ, trotz des Genus, mit 'Εκάτης glossiert wurde. Die Unsicherheiten und Zweifel sind aber zu groß, als daß man den handschriftlichen Text ändern möchte. – Vgl. auch Hermes 93, 1965, 490 f.

2,1/2 Der Text ist im wesentlichen nach Θ konstituiert. Wegen Par. 2 γίνεσθαι ist es jedoch notwendig, mit Ermerins ἔχειν zu schreiben (Erm. behielt ἦν im Text). Der Sinn der Partie ist derselbe wie in 18,1/2: Die Krankheit wird durch natürliche Kräfte hervorgerufen wie alle anderen Krankheiten auch; diese Kräfte aber sind göttlich, und insofern kann man sagen, daß die Epilepsie wie alle anderen Leiden auch göttlich sei; zugleich sind auch alle menschlich, insofern sie von Menschen beeinflußt werden können. – Die erste Hälfte des Satzes steht bereits 1,2; ob sie immer dort gestanden hat, scheint fraglich. Statt αὕτη erwartet man dort τοῦτο, denn Subjekt ist nicht mehr ἡ ἱερὴ νοῦσος, sondern νόσημα. Man beachte auch das Fehlen des anknüpfenden δ' in M (Par. 3).

2,4 τοῦ M: om. Θ. Der Artikel steht wie Aer. 69,15 τῶν φαλακρῶν (vgl. S. 6). – σπληνίας Θ: σπληνώδης M. Auch hier vermag der Vergleich mit Aer. loc. cit. zu einer

Entscheidung beizutragen: Der Wechsel des Ausdrucks entspricht nämlich genau demjenigen in Aer., wenn dort ἐκ διεστραμμένων στρεβλοί gesagt wird. Das Wort ist gebildet nach dem nicht seltenen φλεγματίας. Es ist ein Hapax wie Aer. 77,3 κανονίας.

4,2 ἀναχωρεῖ Θ: χωρεῖν M: richtig ist M, wie aus M. S. 11,2 und mehreren Beispielen in Aer. hervorgeht. So steht 61,3 ... οὐχ οἷόν τε μακροβίους εἶναι, ἀλλὰ προγηράσκειν. 63,27 οὐ γὰρ οἷόν τε ἕτερον ἑτέρῳ ἐοικέναι ὕδωρ, ἀλλὰ τὰ μὲν γλυκέα εἶναι, τὰ δὲ ἁλυκά ... 61,11 dürfte mit Gadaldinus und Lat. zu lesen sein: οὐ τοίνυν ἐκ τοιαύτης γῆς οἷόν τε ὕδατα ἀγαθὰ γίνεσθαι, ἀλλὰ σκληρὰ ... καὶ πρὸς τὴν διαχώρησιν ἐναντία εἶναι(Diller Überlieferung 37/38). 73,4–7 ist vielleicht ἐοικέν⟨αι⟩ zu schreiben. Diese Konstruktion (οὐχ οἷόν τε, ἀλλὰ mit dem Infinitiv) begegnet innerhalb des CH nur in M. S. und Aer.

5,8 ἀφίει in ΘM dürfte falsch sein, denn intransitiver Gebrauch dieses Wortes ist nicht belegt. Hier dürfte ursprünglich ἀπίει gestanden haben, das im folgenden Text mit προέρχεται aufgenommen wird; vgl. auch die Hesychglosse ἀπίει· ἀπέρχεται. Vergleichbar ist Aer. 9.64,8 τὸ καθαρώτατον διίει (dazu Diller Überlieferung 18 Anm. 45) καὶ ἐξουρέεται.

7,3 μήτε ἐς τὰς κοιλίας om. Θ durch Homoioteleuton. κοιλίαι meint (hypothetische) Hohlräume im Körper. Andere Autoren, so der Anonymus Londinensis XXIII 20, nennen diese κοιλώματα, Carn. 8,596,4 Li. spricht von τρῶγλαι.

7,5 ⟨τὸ⟩ ἐς τὸν πλεύμονα: wenn keine kühlende Luft in die Lungen gelangt, schäumen sie und laufen über, denn sie werden zu warm; vgl. 7,10.

8,3 μή: S. 41. – τὰ παιδία περιγίνονται Θ: ~ περιγίνεται M. Vgl. 8,7 περιγίνονται τὰ παιδία; 12,3 τὰ παιδάρια πίπτουσι. Hier gilt das natürliche Geschlecht, nicht das grammatische; siehe im folgenden (12,4) κατάληπτοι γένωνται statt κατάληπτα γένηται; dazu 10,5 (Subjekt παιδίον) κλαίων statt κλαῖον. Ist das Subjekt kein Lebewesen, so steht durchweg das Verbum im Singular. Ausnahme ist 7,1 τὰ ὄμματα διαστρέφονται; falls ὄμματα nicht als Akkusativ aufzufassen ist, schwebte vielleicht οἱ ὀφθαλμοὶ vor, wie 7,9 οἱ ὀφθαλμοὶ διαστρέφονται; 1,33 τὰ δεξιὰ σπῶνται M: ~ σπᾶται Θ dürfte τὰ δεξιὰ Akkusativ sein.

8,7 μελεδανθῶσι vgl. S. 42.

10,2 {ἤντε} Littré. Eine Alternative besteht in der Art der Erwärmung (Sonne oder Feuer), nicht in Erwärmung und Abkühlung; erst der Wechsel vom einen zum andern erzeugt den Fluß.

10,3 ἐκ/ἀπό: ἐκ wurde in den Text genommen, da ἀπό Influenzfehler nach ἀποκρίνεται sein könnte. – ἐκκρίνεται: ἀποκρίνεται. Die aussondernde Wirkung der Kälte wird mit ἐκκρίνειν bezeichnet. Vgl. 13,4. 12 und Aer. 60,4: ἐκκρίνεται ὑπὸ τῶν βορείων. ἀποκρίνειν ist „absondern" in übertragener Bedeutung Aer. 60,1 (νόσημα) οὐδὲν αὐτοῖς ἀποκέκριται; dazu M. S. 18,2.

10,4 μεταλάβῃ vgl. Oct. 7,452,16 f. Li. (τὰ ἔμβρυα) ἀναγκάζεται ... πολλὰ μεταλαμβάνοντα ἐν ὀλίγῳ χρόνῳ πολλὰ νοσεῖν.

10,6 ἐστάθη. So Mul. I 8,110,15 Li. σταθῇ.

10,9 ἦρος/τὸ δὲ θέρος: Zum Wechsel des Kasus vgl. Aer. 61,15 τὸν δὲ χειμῶνα/τοῦ δὲ θέρους.

11,1 συντέθραπται Θ: συντέτροφεν MC; vgl. Nat. Hom. 6,44,1 Li. τέθραπται.

11,7 Den ganzen Paragraphen wollte Wilamowitz streichen; der Text wird jedoch durch das Wort πολυπληθίη gesichert, welches im CH nur noch Aer. 69,30 begegnet. Zur Auslassung von ἐστί vgl. 3,1.

12,1 Verdächtig sind die Abweichungen in αὐτῶν ὁ οἶκος ᾖ M, ἢ αὐτῷ τὰ οἰκία Θ. „Haus" heißt im CH sonst οἴκημα (M. S. 13,8). Also Interpolation, so daß ἢν μὲν ἐγγὺς ᾖ, οἴκαδε zu schreiben wäre?

12,4 ὃν ἂν in Θ, das wie M γινώσκουσι liest, dürfte falsch sein; es sei denn, daß Θ einen α-Fehler tradiert, der in M durch Schreibung von τινα für ἂν beseitigt wurde; dann wäre ὃν ἂν γινώσκωσι einzusetzen.

13,3 νοτῶδες wie Aer. 70,3.

13,5 λαγανίζει: in der Hs. Vaticanus 277 = R als χρωματίζει erklärt, was Kind (vgl. S. 48) zu ἀρωματίζει emendierte. Dieses Interpretament hat Nachmanson, wie die anderen dieser Hs., für Erotian vindiziert. Wörtlich wäre λαγανίζειν ein λάγανον, d. h. einen dünnen langen Kuchen machen – eine plastische Darstellung der Wirksamkeit des Notos (Kind). Gewagte Bildhaftigkeit ist dem Autor nicht fremd, er nennt die Gottheit immerhin ein Reinigungsmittel (1,45)! Vielleicht heißt das Wort hier aber nichts anderes als „schwach sein".

13,10 ἰσχυροτέρων: stärker als der Mensch.

13,11/12 Die Gegenüberstellung der Parr. 3/4 und 5/10 zeigt, daß entsprechend Par. 4 (der Boreas wirkt auf die Menschen) in Par. 10 von der Wirkung des Notos auf den Menschen gesprochen wird. Subjekt in diesem Paragraphen ist m. E. deshalb nur ὁ νότος. Mit τῶν ἀνέμων hat demnach bereits ein neuer Satz begonnen, dessen Verbindung mit dem voraufgegangenen in der überlieferten Form schwierig ist. Eine verbindende Partikel etwa nach ἐν mag ausgefallen sein.

13,12 ἐν τῶν ἀνέμων τῇσι μεταλλαγῇσι am Anfang und ἐν τῇσι μεταβολῇσι τ. πνευμάτων am Ende stilistisch gewollt. Vgl. Aer. 75,28 διὰ τὰς μεταλλαγὰς τῶν ὡρέων ὅτι μεγάλαι γίνονται καὶ πυκναὶ ... καὶ πνεύματα, ἐξ ὧν μεταβολαὶ πολλαὶ καὶ παντοδαπαί.

14,5 ἀηθίαι Θ: ἀηθίη καὶ ἀπειρίη M: λήθη καὶ ἀπορίη C. ἀπειρίη ist als Glosse zu ἀηθίη zu betrachten. – λήθη ist in den Text genommen worden, da es die gewünschte Beziehung zu ἐπιλήθεται 15,4 herstellt; zudem heißt ἀηθίη 12,3 Unerfahrenheit.

Kap. 15 Die Kapiteleinteilung bei Littré besteht zu Unrecht, wie die Analyse zeigt. Es sollten in dieser Edition jedoch keine Veränderungen vorgenommen werden, die dem Benutzer beider Ausgaben Schwierigkeiten beim Auffinden derselben Textstellen bereitet hätten.

15,5 Die Athetese des Satzes durch Wurz besteht vielleicht zu Recht. Jedenfalls muß gesehen werden, daß der mit διαθερμαίνεται beginnende Satz den ersten des Paragraphen weiterführt. Zum Stil vgl. 7,11 sowie S. 20.

16,2 Zu ὑπηρετεῖν vgl. Isokrates De antid. 180 τοῦ σώματος ἔργον ἐστὶν ὑπηρετεῖν τοῖς ὑπὸ τῆς ψυχῆς γνωσθεῖσιν: Xenophon Oec. 17,7 μελέτης δεῖται ... τοῖς κιθαρισταῖς ἡ χείρ, ὅπως δύνηται ὑπηρετεῖν τῇ γνώμῃ. Zur Konstruktion Aristoteles EN 8. 1159b, 5 ὑπηρετοῦσι τοιαῦτα.

Nachträge zu 1,35/36:

1,35 Ἐνοδίης θεοῦ: Ermerins, der Ἐνοδίου schreibt, macht dazu folgende Anmerkung: Ἐνοδίου in seqq. depravatum est in libris pluribus, cf. varr. lectt. Littréi. In Marc. ἐνοδείης οὐ scribitur, ex eodem libro mihi h. l. excerptum est a Cobeto: „ἠνταίης θεοῦ πρόσκειται? ex Erotiano" (II 56b). Danach hat Cobet die Erotianglosse A 46 (vgl. S. 47) hierher gezogen, was sehr erwägenswert ist; denn man könnte sich gefragt haben, was denn die ἐπωνυμίη der ἀνταίη θεός gewesen sei. Ob Cobet bereits οὐ als Kürzel für θεοῦ erkannt hat, ist nicht sicher, aber möglich. – Wilamowitz hat in seiner Teilausgabe 1,35 gestrichen, was nicht statthaft ist, da der Abgang von Kot zum Krankheitsbild der Epilepsie gehört (vgl. 7,1 und 11). Hinter dieser von Wilamowitz ohne Begründung durchgeführten Maßnahme steht die Überlegung, daß in 1,36 nicht von anderen Formen der Exkremente, sondern von einer weiteren Art lautlicher Äußerungen der Kranken die Rede ist, die mit Vogelstimmen verglichen und deshalb zu Apollo in Beziehung gesetzt wird (Wilamowitz verweist auf Aisch. Agam. 55). Diese Auffassung dürfte befriedigender sein als die geläufige, auf dem überlieferten Textzustand basierende, nach der λεπτότερον und πυκνότερον nur erklärt werden können, wenn man 1,35 mit M τῆς κόπρου τι schreibt – τι könnte aber gerade wegen dieser Schwierigkeit eingefügt worden sein – und wo man ὀρνίθων statt ὄρνιθες erwartet. Eine Umstellung des überlieferten Textes ist sehr erwägenswert, wobei in Ἀπόλλωνα νόμιον zu ändern wäre.

INDICES

Zitiert wird M. S. nach Kapitel und Paragraph. Die in Klammern gesetzten kursiven Zahlen bezeichnen Seite und Zeile und beziehen sich auf die indirekte Überlieferung und die Zusammenstellung der charakteristischen Fehler der handschriftlichen Überlieferung (S. 46–54), soweit sie nicht durch den kritischen Apparat erfaßt sind. * bezeichnet in Auswahl belegte Lemmata.

Stellenindex

Schriften des CH

Sonstiges

Namenindex

Wortindex

ARS MEDICA

Texte und Untersuchungen zur Quellenkunde der alten Medizin

Schriftenreihe des Instituts für Geschichte der Medizin der Freien Universität Berlin

---

Folgende Bände sind geplant:

Erste Abteilung
Medizin des Alten Orients

FRANZ KÖCHER
Die babylonisch-assyrische Medizin in Texten und Untersuchungen
(erscheint ab Band 7 der Gesamtpublikation in dieser Reihe)

Zweite Abteilung
Griechisch-lateinische Medizin

KARL-HANS ABEL
Die pseudo-hippokratische Schrift „Über das Herz"

HANS DILLER
Kleine Schriften zur antiken Medizin und Naturwissenschaft

HANS BAUMGARTEN
Galen: „Über die Stimme"

KONRAD SCHUBRING † – GERHARD BAADER
Die „Practica" des sog. Petrocellus
Die vorsalernitanischen medizinischen Quaestiones
Die Hippokratesglossare Erotians und Galens
Paulos von Nikaia

EVANGELIOS KONSTANTINOU
Ioannes Philoponos: „Iatrosophistes"

GERT PREISER
Allgemeine Krankheitsbezeichnungen des Corpus Hippocratium

I. M. LONIE – GERHARD BAADER
Die hippokratischen Schriften „Von der Natur des Kindes", „Vom Samen" und „Von den Krankheiten" IV

GERHARD BAADER
Ricardus Anglicus, Richard of Wendover und die pseudogalenische „Anatomia vivorum"
Gariopont: „Passionarius Galieni"
Soran im Mittelalter

Dritte Abteilung
Arabische Medizin

(noch in der Planung)

Walter de Gruyter & Co · Berlin 30

PAUL DIEPGEN

Geschichte der Medizin

Die historische Entwicklung der Heilkunde
und des ärztlichen Lebens

Ein Lehrbuch für Studierende und Ärzte

Groß-Oktav. 2 Bände. Ganzleinen

1. Band

Von den Anfängen der Medizin bis zur
Mitte des 18. Jahrhunderts

Mit 29 Abbildungen. 455 Seiten. 1949. DM 18,–

2. Band, 1. Hälfte

Von der Medizin der Aufklärung bis zur Begründung
der Zellularpathologie (1740 bis etwa 1858)

2., ergänzte und erweiterte Auflage
Mit 22 Abbildungen. VIII, 272 Seiten. 1959. DM 28,–

2. Band, 2. Hälfte

Die Medizin vom Beginn der Zellularpathologie bis zu den Anfängen
der modernen Konstitutionslehre (etwa 1850 bis 1900)
Mit einem Ausblick auf die Entwicklung der Heilkunde
in den letzten 50 Jahren

2., verbesserte Auflage
Mit 33 Abbildungen. XII, 336 Seiten. 1965. DM 34,–

Bei Fragen zur Produktsicherheit wenden Sie sich bitte an:
If you have any questions regarding product safety,
please contact:

Walter de Gruyter GmbH
Genthiner Straße 13
10785 Berlin
productsafety@degruyterbrill.com